女性のためのアーユルヴェーダ

本書を
愛する妻ギーター（本名バーギャラクシュミー）と
長男ワースキ、長女ディーピカーに捧げる

女性のためのアーユルヴェーダ／目次

第4章 生理不順・生理痛とその治療法 72

第9章　低血圧・貧血症とその治療法　137

第10章 変形性関節症・骨粗しょう症とその治療法 157

序章　アーユルヴェーダとは何か

はじめに

アーユルヴェーダとは、古代インドに生まれた「生命の科学」「寿命の科学」です。病気を治すだけではなく、どうすれば受精の瞬間から死亡するまでの「寿命」全体を健康で幸福に過ごせるかを教える人生の知恵であり、最高の健康法だといってもいいでしょう。

これまでは全体として紹介される機会がすくなく、部分的な知識しか紹介されなかったため、アーユルヴェーダは科学ではなく経験的な治療法だと誤解した人もいるようです。しかし、今では現代医学の視点からも非常に合理的で効果のあるものだということが認められてきています。

筆者はアーユルヴェーダの体系的な紹介として、すでに『アーユルヴェーダ健康法』（春秋社）を刊行していますが、本書では、特に女性に多い健康問題にしぼって、実際にすぐ役に立てていただける、具体的な治療法を紹介したいと思います。

実用の便利さを考え、始めから通して読まないで自分の関心のある病気の章を見るだけでも、すぐわかって使えるように、その度におなじ説明を繰り返しているところもありますが、その点はあらかじめご了承下さい。

したがって、まず特定の病気の治療法を早く知りたいという読者は、この章を飛ばしていただいてもかまいませんが、アーユルヴェーダとはどんなものなのだろう、どんな考え方にもとづいているのだろう、ということを先に知っておきたい方のために、簡単にお話ししておきたいと思います。

アーユルヴェーダの始まり

アーユルヴェーダの始まりについては、とてもおもしろい話があります。かつて病気がまったくない時代があったというのです。ところが、生活習慣の乱れによって初めて病気が発生しました。そこで、人々は聖者《リシ》に助けを求めました。リシたちは俗世間から離れ、戒律に従って禁欲生活をし、解脱（至福）に到達するために心身の修養をしていました。リシはヨーガの訓練によって煩悩を超え、高い意識状態を保ち、優れた洞察力によって広い知識をもっていたといわれます。病気が発生した時、こうした聖者たちが、人々への思いやりの気持ちから、アーユルヴェーダを体系化し普及させたと古典に説かれています。では、聖者たちはアーユルヴェーダの知識を誰から教えられたのでしょう。神々から得たといわれているのです。それは現代的にいえば宇宙からといってもいいでしょう。

アーユルヴェーダの基礎になっているのは、自然・宇宙の原理です。例えば、重いという性質（重性）によって、重さ（重性）が増加し、正反対の性質である軽さ（軽性）が減少します。アーユルヴェーダは、そうした永遠不変の原理に基づいていますから、始まりも終わりもないともいえます。

生命と知識の流れは途絶えたことはありません。生命には生命を維持するための情報がそなわっています。自然治癒力もその一つです。自然治癒力は合成薬剤の働きよりもはるかに優れています。身体が自らの健康維持のためのメカニズムとして、生命存続に欠かせない遺伝子を伝達していることをみても、生命と知識が共存していることは明らかです。

そう考えると、自然の原理に基づいて治癒を促し健康維持の知識を扱うアーユルヴェーダに創始者がいないのは当然かもしれません。始まりというと、誰かが考えだしたもののようですが、実はアーユルヴェーダは生命の誕生以来ずっと存在し続けてきた知識なのです。

アーユルヴェーダの特徴

次に、アーユルヴェーダの特徴をいくつか述べておきましょう。

①アーユルヴェーダは、寿命について健康増進と病気の治療の両面から考える医学です。アーユルヴェーダによれば、寿命とは、ただ生きることではなくて、「幸福で意味のある人生を、他の生物にも役に立つように生きる、受精の瞬間から死ぬまでの過程」です。

また人間の寿命は百年だとし、誰もが百歳まで無病息災の生活を送るための知識を教える、本当の意味での生命の科学です。その「強壮学」では、病気は治療するより予防するのが賢明だと考えています。現在は、私たちも予防の重要性を理解していますが、そのために何をなすべきかということについては、決定的な対策が立てられていません。しかしアーユルヴェーダには、科学的で体系的な、安心して実践できる方法があるのです。

しかもアーユルヴェーダの思想では、人間が肉体的にも精神的にも正常で、人生を個人と社会の幸福のために上手に使うことがほんとうの「健康」だと考えています。そういう意味での健康の維持と増進のための、日常生活、季節に応じた生活、精神生活を総合的に示しているところが、アーユルヴェーダの大きな特徴です。

②またアーユルヴェーダは、熱病など体の病変が不安・抑うつなどの精神症状を現し、怒り・悲哀・苛立ちなどの情動が下痢・熱のような身体症状を現すことから、心と肉体は深い関係をもっていると考えています。また日常生活でストレス、つまり神経の緊張状態が強く長く

続くと病気になると指摘しています。食生活についても、悲哀・不安など感情が乱れた状態で食べた食事は、消化に長い時間がかかり、場合によっては胃腸の病気を起こすかもしれないといっています。

近年、神経生理学・免疫学の急速な進歩によって、心身相関のメカニズムがしだいに明らかになっています。体内の免疫力を保持することや、免疫力を高める治療法が必要なのだということも、確実にわかってきています。

そのためにアーユルヴェーダは、食事を含めた生活法と、リラクゼイションに重点をおきます。そうしたことをはるか昔に正確に把握していたアーユルヴェーダの医者たちの洞察力はすばらしいものだと思います。

③食生活が健康に深い影響をもつという考え方も、今、注目を集めています。食事を、栄養素という観点だけでなく、生理学的に人体に影響を与えるものとして見る考え方は、現代栄養学から見ても説得力があります。病気になった場合は、薬を飲ませるのも大事ですが、食事を制限することも、治癒を早め、また完全な健康をもたらすために必要なのです。現在の文明病の原因の一つは誤った食事の取り方だと考えられますが、アーユルヴェーダの原理は、文明病の原因解明の助けになるにちがいありません。

④顕微鏡のなかった時代であるにもかかわらず、アーユルヴェーダには、寄生虫と微生物についての記述があり、分類、病気の症状、治療法が示されています。紀元前六世紀ころまとめられたといわれている『スシュルタ・サンヒター』という古典には感染症の定義があり、感染経路も説明されています。

このように、外界の原因によって病気が発生することも指摘してはいますが、しかしアーユルヴェーダ本来の病因論では、外の原因より、病気を招く体内の不均衡が重要な原因だと考えます。

⑤アーユルヴェーダは、治療とは、症状を抑えるというより、バランスの崩れた体内の状態のバランスを取りもどす努力を医者・看護人・薬・患者の四者が協力しながら行うことだと考えています。治療の対象になるのは、病気ではなくて患者だともいいます。症状をなくすことも重要ですが、それと同時に医者は、当人の体力・消化力・精神力をも正常にもどすよう努めなければならないのです。

一つの病気を治そうとして、副作用や別の病気を生んでしまう治療法は優れた治療法ではありません。理想的な治療とは、一つの病気を治す時、体内にどんな乱れも起こさない方法でしょう。そのため、薬物を処方する時には植物全体を使い、有効成分だけを分離して使うことはすすめないのです。それは、体にもともとそなわっている治癒力に選択する余地を与えるためです。

病気の治療によって、できれば病気にかかった時よりも健康状態をさらに高めるべきだと教えています。そこで、治療の終わりには強壮剤を使うことをすすめています。

すなわちアーユルヴェーダの考え方は、健康増進、病気の治療、どちらについても主に体の治癒力を高める、または助けることに重点を置いているのです。

⑥アーユルヴェーダには、内科だけではなくて、外科領域でも優れた技術があります。しかしアーユルヴェーダの考えでは、人間はただ単に生きることが目的ではなくて、積極的に幸福な、健康的な生き方をすることが目的ですから、むやみに命を永らえさせようとするやり方を推奨していません。また、宗教的背景から傷つけないこと（不殺生）へのこだわりもありました。そのため、内科に比べればアーユルヴェーダの外科療法はそれほど進歩していません。

⑦アーユルヴェーダ独特の治療法として「パンチャカルマ」と呼ばれるものがあります。これは、体を浄化して組織の質を高める治療法で、間接的なアプローチですが、若さの維持には欠かせない方法です。これが慢性病にも有効だということは、現在、研究によって明らかに

なっています。

このような特徴を見ただけでも、アーユルヴェーダが高度な知識をもっていることが推測できるでしょう。十数年前には理解できなかったアーユルヴェーダの理論のいくつかは、自然科学における優れた研究報告によってよく理解できるようになっています。アーユルヴェーダが一貫して主張してきたように、その知識は自然の中に存在している原理に基づいて確立された真理であることを改めて認められてきたのです。

そして何よりも、実際にアーユルヴェーダの治療を行えば、効果ははっきり現れるのです。

三つの生命エネルギー

アーユルヴェーダでは、人体を小宇宙と考えています。人間は宇宙を構成している物質とおなじ物質で構成されているからです。星が規則正しく配列され、一定の秩序を保ちながら動いていることからわかるように、宇宙全体には移動性・熱性・安定性という三つの原理が働いています。そのおなじ原理が地球上では、風・火・水として働いています。そして、人間の体にもおなじ原理が働いており、それらは「ヴァータ」、「ピッタ」、「カファ」と呼ばれています。

アーユルヴェーダでは、人間の体は、この三つの要素によって機能しており、それらが正しく機能していると健康で、その機能が異常になると病気になると考えられています。これを「トリ・ドーシャ説」といいます。トリとは「三つ」で、ドーシャは「病素」と訳されます。病素というのは、その異常が病気を起こす元になるからですが、人を健康に保って活力をみなぎらせるのもドーシャの働きですから、「健素」と呼ぶこともできるでしょう。

アーユルヴェーダは、人体内で起こる無数の生化学的な反応を、この三つの要素の働きとして説明します。三つについて、簡単に解説しておきましょう。

①まず、「ヴァータ・ドーシャ」は、人体内の動かす力、すなわち運動エネルギーの作用です。古典に述べられているヴァータの機能は、神経系の働きと大体一致しています。しかしそれだけでなく、情報の伝達、および分子の輸送に関わるすべてがヴァータの働きの中に入ります。

体内で起こる運動は細胞内の動きから手足などを動かす筋肉の働きまですべて、ヴァータによると考えられています。

②次に、「ピッタ・ドーシャ」の機能は、物質を変化させ熱を産み出すこと、つまり消化です。栄養物質だけでなく、体内のあらゆる消化の働きをします。脳内の知的な消化もピッタに

よって起こります。知的な消化とは、人が情報を分析し、理解して、自分の真の知識とすることと、いい換えると情報を生命維持に役立つように変化させることです。食物の消化も、外界の栄養物質を体内で有効に利用できるように変化させる現象です。胃液・胆汁などに含まれる酵素類も変化を促す作用をしますから、ピッタの働きと考えられています。

③最後に、「カファ・ドーシャ」の機能は、物質の安定性を高めて形を維持させることです。動きや燃焼は物質を不安定にし、変化させますから、それに対しカファが、動きと燃焼を起こすための基盤をつくっているともいえます。要するにカファは、物質同士を強固に結合させ、形を作りあげる働きをしているのです。分子と分子を結合させて臓器を形づくり、その形を維持しているのは、すべて基本的にはカファの働きです。関節の動きを潤滑にするのもカファの作用です。唾液や粘液、体液の成分のうち、物質を結合させ体に安定性・滑らかさをもたらす働きをする部分は、すべてカファ・ドーシャに属すとみなされます。

これらの三つのドーシャは、どれか一つだけで働くことはありません。例えばヴァータは動きを起こしますが、背後にはピッタの変化させる働きとカファの結合させる働きがあります。ピッタの機能も、カファとヴァータに助けられて進行します。カファの結合させる機能も、ヴァータとピッタに間接的に依存しています。動き・燃焼・結合という三つの生理機能を起こす直接的な原因はそれぞれヴァータ、ピッタ、カファですが、一つのドーシャの働きだけでは、生命は維持できないのです。

アーユルヴェーダでは、生命は三つのドーシャによって維持されており、健康とは、それぞれの働きが正常で、かつドーシャ間のバランスがよいことだと考えています。どれか一つの働きが特に目立つ状態を、ドーシャが「優勢である」といいますが、それは病的な状態です。どれか一つが優勢なのは、病気にかかりやすい体内環境になっているのです。そうなると、自然治癒力が働き、ドーシャ間のアンバランスを正そうとします。

ドーシャの機能が円滑に働かずバランスが崩れてしまうと、病気が招き寄せられます。たとえば、ピッタが消化した栄養物質をヴァータがうまく消費しないと、カファの結合の働きが偏って栄養物質がたまり、肥満になる可能性が出てくるわけです。

アーユルヴェーダの健康法と治療法はすべて、この三つのドーシャ、つまりトリ・ドーシャの機能を中心に考えられています。

ドーシャの強さの違いと変化

アーユルヴェーダでは、三つのドーシャが正常範囲内で、同じ強さで機能しているのが完全な健康とされていますが、そういう人はごくわずかです。実際には多少強弱の差があっても健康とみなされますし、それが各人の個性です。人によって、三つのうちのどれかのドーシャの働きが一生を通じて強く現れるのです。アーユルヴェーダでは、それがその人の生まれつきの体質だと考え、主なタイプとして七種類をあげています。

①動き・早さ・軽さなどのヴァータ・ドーシャの働きが身体的にも精神的にも目立つのが、「ヴァータ体質」です。

②同じように燃焼・鋭さなどのピッタの影響がいつもよく現れる、いわば熱いタイプが、「ピッタ体質」です。

③結合安定性・緩慢性が心身両面によく現れているのが、「カファ体質」です。

ところが、一つではなく二つのドーシャが優勢な体質が構成されることもあり、そこで、④「ヴァータ・ピッタ体質」、⑤「ピッタ・カファ体質」、⑥「カファ・ヴァータ体質」という三つの体質ができます。

⑦さらに、三つのドーシャが同じ強さで、お互いによく調和がとれていれば、「ヴァータ・ピッタ・カファ体質」ということになります。

一般的に「体質改善法」という言葉もありますが、アーユルヴェーダでは、生まれつきの体質は変えることはできない、しかし身体を病気にかかりにくい状態にすることはできると考えています。

また、ドーシャは、年齢によって変化し、季節によっても変わり、一日の昼と夜でも違い、食事にも影響を受けます。そこで、円滑に働かせ、バランスをとるためには、ドーシャの変化の特徴も知っておく必要があるわけです。

しかし、アーユルヴェーダには、そうした予備知識があまりなくても、すぐに使える安全で効果的な方法もあります。本書では、女性に多い悩みの解消のための方法を紹介することを目的にしましたので、理論的なことは最小限にとどめました。より体系的かつ持続的にアーユルヴェーダの健康法をやってみたいという方はぜひ、私の『アーユルヴェーダ健康法』(春秋社)をお読みいただきたいと思います。

アーユルヴェーダの歴史

最後に、アーユルヴェーダの歴史も、ごく簡単に紹介しておきましょう(早く治療法を知りたい方は、飛ばして後でお読み下さい)。アーユルヴェーダが、ただ古い伝承医療であるだけでなく、現代に到るまで長い時間をかけて、発達し続けているものだということを知っていただくためです。

紀元前三〇〇〇年ころ、すなわち古代インドの「ヴェーダ文明」の時代、哲学・宗教としてのヴェーダとは別の学問、医学としてのアーユルヴェーダが体系的にまとめられたといわれています。

しかし、一番古い文献は、紀元前八世紀ころのインド東北部のヒマラヤ山脈周辺にいた有名なアーユルヴェーダの医者が説いて弟子がまとめたものです。いま残っているのは、西暦一〇〇年ころ、チャラカという名医がさらに改訂したもので、そのために『チャラカ・サンヒター』と呼ばれています。これは、アーユルヴェーダの八つの部門について触れていますが、主に内科が中心です。治療法の知識についてはこれに優るものはないとされています。

『チャラカ・サンヒター』は、やがて一部が失われ、九世紀になって、その部分が補われました。そしてこれまで、解説書が百以上書かれたといわれますが、最も優れたものとされるのは一〇六六年に作られたもので、一一世紀までの研究結果が付け加えられています。

一一世紀以後も、新しい知見が書き加えられ、さまざまな解説書が書かれました。また一九四九年には、グジャラート・アーユルヴェーダ・ソサエティが、記載されている動植物名や疾患名をラテン語の学名と対応させ、分かりやすく分類した索引を付けた『チャラカ・サンヒター』の英訳本を出版しました。

また、紀元前六〇〇年ころ、外科を中心とした『スシュルタ・サンヒター』が書かれました。これも後で改訂され、一〇世紀には解釈が付け加えられ、外科の権威のある医書として有名になりました。

古典的論文が数多く書かれ、一人の人が一生の間にすべてを学び実践できないほどになった時、ヴァーグバタという医者が古典の内容を整理し、『アシュターンガ・サングラハ』（「八つの部門のまとめ」）という医書を作りました。

それら、『チャラカ・サンヒター』、『スシュルタ・サンヒター』、『アシュタンガ・サングラハ』の三つは、「三大医書」と呼ばれています。

その他、一〇世紀の『マーダヴァ・ニダーナ』という診断学の名著、一二世紀の『シャーランガダラ・サンヒター』という薬理学・製薬学・鉱物学の知識に大いに貢献した本、一六世紀の『バーヴァプラカーシャ』という薬物学の知見を体系的にまとめた本などが、古典的名著として知られています。

このように、最初に編集された『チャラカ・サンヒター』から現在までに書かれた古典医書の数は数百にわたりますが、そのうちの数十冊の古典は今でも教科書として利用されています。

伝統医学または古代の治療法というと、歴史学的価値しかなく、それ以後は発展しなかった学問だという印象をもつ人がいるかもしれません。しかし、アーユルヴェーダはそうではありません。以上述べたように、草創期から今日まで、無数の研究者によってとどまることなく発展してきた医学なのです。近代医学の発展と科学技術の進歩を背景に、現在もアーユルヴェーダの知識は増え続け、さらに豊かになり、人類の健康を高める役割を果たしています。

第1章　冷え性とその治療法

半健康への答え

女性には冷え性を訴える人がかなりいます。冷え性は、現代医学では病気とはいえないのですが、実際に広く見かける健康問題であることはたしかです。

大学病院や専門の医者に診てもらっても、病気だと診断されるような状態ではないけれども、本人としてはどうもどこか不調があるということがあります。

今、アーユルヴェーダを含めて、現代医学以外の健康法が求められている一つの大きな理由は、世の中に半健康人が増えているにもかかわらず、従来の現代医学にははっきりした病気でなければ治療法がないということです。

それに対してアーユルヴェーダは、半健康という問題に対する答えを持っています。アーユルヴェーダでは、健康を保つのは体の中の生命エネルギーであり、生命エネルギーのバランスは、健康を保つ原因でありながら、同時にそれが崩れると病気の原因にもなると考えています。

現代医学の場合は、健康は運動・休息・食事によるもの、病気は、発ガン物質をとるとか、酒の飲みすぎとか、タバコとか、特別な原因があると考えます。もちろんいくつかの病気の場合は細菌が原因であって、ウィルスとか、バクテリアが入って病気になるのです。そのため、すべての病気について健康の場合と違うものが病気の原因になると考えがちですが、アーユルヴェーダの考え方のおもしろさは、おなじものが病気を起こしたり健康を保ったりする、と考えるところです。これは、半健康人という健康問題を考えた場合の優れた考え方だと思います。

体の中の機能が生命エネルギーによってうまく行われていれば、完璧な健康状態を感じるわけですが、それが少し崩れていくと、すぐに病気は現れませんが、信号でいえば黄色い信号のように、青ではないけれどもまだ赤にもなっていない状態になります。現代医学はこの中間状態をふだん治療の対象にしませんが、中国医学やアーユルヴェーダには、それに対しても対策があります。そこに現代社会におけるアーユルヴェーダの存在が応用の意味で非常に価値があるわけです。

冷え性は、アーユルヴェーダでも、非常に治りにくい、恐ろしい病気というふうに独立して説明されている現象ではありません。私たちの体の中にある生命エネルギーは悪くなる前にいろいろな段階を経ていきますが、最初の段階で必要以上にエネルギーが蓄積していく。蓄積していく段階で少し健康上の不調を感じるわけです。

実際は不調を感じたときに、不調を治すようなことも人間の体には起こっています。例えば今の段階で健康が崩れている、あるいは環境がよくないということがあると、それをよくするためにある食べ物とかある環境を好むようになるのです。私たちは、ふだんあまりにも忙しい生活をしているので、そういう好みの変化に気がつかないというか、忘れていますが、もしそれを大事にして、体の声をちゃんと聞いて、必要な生活や食事を取り入れれば、蓄積しはじめた段階でもとに戻るのです。それが、体の中の不健康状態を健康に戻すために生まれつきそなわっている「自然治癒力」なのです。

人間が何かを好きになるのは健康を取り戻すためだとはいっても、すべての好みがそういう「要求」だとはいえません。なぜかといいますと、人間には雑念というか、「欲」もけっこうあるからです。周りの人やファッションやコマーシャルに影響されて、健康によくないハンバーガーを食べたいとか、カップラーメンを食べたいという「欲」も出てきます。そういう「欲」と体の中から出てくる「要求」は区別する必要があります。

しかし、「欲」ではなく「要求」にきちんと応えていくと、人間は健康に戻れるようにできています。「欲」はいいとはいえません。それは正しくコントロールしないと、もっと病気になる心配があります。しかし「要求」であれば、それに応えれば、健康状態に戻ることは確実なのです。

動物にもそういう現象があります。ですから、動物は医者のところへ行かず、誰にも健康のことを相談しなくても健康になるのです。

アーユルヴェーダは「自然の医学」であるといわれます。自然が私たちに与えてくれた力、自然治癒力を最大に生かして病気を治す、あるいは健康を保つという考え方で、今とても注目を集めているわけです。

冷性はヴァータとカファの性質

先に「生命エネルギー」といいましたが、アーユルヴェーダによれば、私たちの体の中には、「ヴァータ」、「ピッタ」、「カファ」と呼ばれる三種類の生命エネルギーがあります。すべての生理機能はこの三つの生命エネルギーによって行われていると考えるわけです。

特に第一の「ヴァータ」は、体のいろいろな動きを支配する生命エネルギーです。具体的には、呼吸とか、あるいは体の中の血液の循環とか、胃腸の中の食べ物の循環、排泄、何でものが体の中で動いていて、輸送されるというのはヴァータの働きです。目に見えない細かいところから目に見える粗大のところまで、すべての動きがヴァータの働きです。栄養素の循環も、血液の循環もヴァータの働きです。古典の中には「カファに囲まれたヴァータによって、寒気を感じる」という説明が出ています。

冷え性というのは重病ではないのですが、悩んでいる人には大きな悩みです。アーユルヴェーダからすると、冷え性とは、一般的には、循環がよく行われていない状態と、見ていいのではないかと思います。おもしろいことに、そういう訴えをする人の場合、体のある部位ではヴァータの働きが低下していて、別の部位では増加しています。いい換えれば、ヴァータやカファのバランスが崩れている、機能がよく行われていないということです。

油マッサージをする

対策として治療は何をすればいいか。まずヴァータやカファの機能のバランスを取り戻すことです。冷え性を感じている人にアーユルヴェーダによる治療法として実践的なアドバイスをするとすれば、手のひらと足の裏に油マッサージをすることです。これが、簡単で有効な治療になるでしょう（詳しくは巻末を参照）。

油は質の上で、ヴァータの特徴・性質のちょうど反対の治療になるような、あるいはヴァータの働きをちゃんとコントロールできるような薬理作用をもっていますから、油を使うことがいちばんすすめられます。

具体的には、手のひらに油を取って、両手の手のひらで伸ばして足の裏にぬっていきます。片方に五分ずつ、全部で一〇分ぐらいします。これを毎日の生活の中で繰り返していけば、冷え性はよくなります。

いろいろな油がありますが、アーユルヴェーダがとくにすすめるのはゴマ油です。ゴマ油の特徴がヴァータに対して優れた薬になるからです。ほかの油も使っていいのですが、もっともすすめられるのはゴマ油です。ゴマ油には、ヴァータという生命エネルギーの性質の反対の、温かい性質や油性質があります。それはヴァータにある冷たい性質や乾燥した性質に対してい い治療になります。そこで、ゴマ油を使うことをすすめるわけです。使い方としては、調味料などを入れていない純粋ゴマ油を一回、一〇〇度以上まで温めて、そのまま自然に冷めるまでおいて、その後で使います。

実は冷え性にはゴマ油よりももっといい油があります。日本では、ちょっと手に入りにくいかもしれませんが、マスタード・オイル（カラシ油）です。これは温める作用がもっと強いのです。実際にマスタード・オイルを手のひらと足の裏にマッサージして、とてもほかほかになったという例もいくつもあります。

しかしマスタードは、あまりにも温性（温める作用）、あるいは鋭性（鋭い働き）が強いですから、皮膚のやわらかいところや粘膜につけてしまうと、あまりにもピリッとして、トウガラシを体につけたように感じます。ですから、使うときは注意が必要ですが、手のひらと足の裏だけはふつうの皮膚よりも丈夫で、マスタード油が使えるような状態になっています。使ってみると、けっこうぽかぽかするはずです。

つけ加えると、油には、マスタード・オイルとゴマ油以外、日本で古来から使ってきたナタネ油もあります。その他、体を冷やさない、温める作用のある伝統的な油があれば、それを使うこともすすめられます。ゴマ油やマスタード・オイルにこだわる必要はありません。

しかし、ベビー・オイルなどの鉱物性の油はいけません。最近はそういう油も市場に出回っています。子どもに塗る油とか、皮膚にうるおいが出ると広告している油もありますが、インド医学からいうと鉱物油は絶対いけませんので、植物性の油がいちばんすすめられるわけです。

こんな簡単な治療で治るのだろうかと思うかもしれませんが、ただ油を毎日五分ずつ手のひらと足の裏に塗るだけで、冷え性は驚くほど治ってきます。物理学的にいっても、油を体に塗ると熱があまり奪われませんから、保温効果があることはたしかです。ですから、そういう意味でも冷えの治療になりますし、また、全身の油マッサージを冬にすると、厚着をせずに薄着でも元気よく活動できるということもあります。冷え性には油マッサージをすることがまず第一にすすめられます。

規則正しい生活をする

けれども、これだけでみんな完全に治るとはいえません。なぜかというと、アーユルヴェーダでは、病気の治療というときは、治療のために何かを積極的に取ること、あるいはやるだけではなく、なぜ不健康状態が起こったかを見て、病気の原因を除く必要があると考えています。それも治療の一部になるのです。

ヴァータを悪化させるような不規則な生活をしている人なら、まず健康的で規則正しい生活を取り戻さなければいけません。規則正しい生活を取り戻しながら、同時に毎日毎日手のひらや足の裏に油マッサージをすれば、より確実に治るでしょう。

温かいものを取る

もう一つは、体の中の循環をよくするために、食生活の中に温かい食べ物や飲み物を取り入れることを心がける必要があります。冷たいものを取る人には、冷え性の問題が多いと思います。冷たい氷が好きで、おいしそうにかじるクセのある人もいます。冷え性で悩む人は、氷の入っている水や冷蔵庫で冷やした飲料はできるだけ避ける必要があります。

お白湯を飲んでよく排尿する

また、冷え性の人はあまり排尿していないということもいわれています。ということは、ちゃんと排尿できたら冷えないわけです。そのためにはお白湯を頻繁に飲むことです。お白湯は利尿剤のように働きます。

お白湯の代わりに缶ジュースやお茶でもいいのではないかと思う人もいるかもしれませんが、それはいけないのです。なぜかというと、ジュースが冷たいものであり、また添加物や甘味が入っているので、それが健康に悪い影響を与える心配があるからです。

お茶についていうと、お茶は渋い味のものですが、渋味は体を冷やすのでヴァータにはよくないとされています。ですから、冷え性で悩んでいる人には、もしかするとお茶の飲みすぎの方がいるかもしれません。お茶の飲みすぎは冷え性によくないのです。また全体としていうと、ヴァータが原因で起こるいろいろな健康問題にもお茶の飲みすぎはよくありません。紅茶でもお茶でもそうですが、とくに渋い味のお茶の飲みすぎは、温かいものであってもいけません。

渋いお茶は体を冷やす働きをするのに対して、塩辛い味は体を温める効果があります。塩っぱい味を含む和食と一緒に渋いお茶を飲む習慣になっていることは意味があると思います。塩分を少し多めに含む和食を摂取せざるをえなかった人々は、塩によるアクを中和するために渋いお茶を飲むという知恵を考え出したのかもしれません。漬け物の後のお茶、またはふりかけ茶漬けを食べる習慣、これらは塩味と渋みの関係を反映するものです。これはアーユルヴェーダの基本的な考えにあった食習慣だと思います。

ところで、栄養学は塩の摂取量を一日一〇グラムまで減らすように指導してきました。数年前は日本人の一日の塩の摂取量は一五グラムだったのが、今では一二グラムくらいまで下がっているといわれています。塩の量を減らすのは、アーユルヴェーダから見てもよいことです。塩が減った場合は、お茶も減らさなければなりません。お茶はもてなしのしるしになっているので減らすのがむずかしいかもしれませんが、お茶の量が減らないと、その渋みが体を冷やし便秘を起こす働きのもとになります。

お茶は、コーヒーや紅茶のような害がなく、ビタミン、ミネラルが入っているので、健康によいとされている考え方も、お茶を頻繁に飲む人の落とし穴になっているかもしれません。ビタミン、ミネラルが含まれているのはたしかでも、渋みがよくないので、取りすぎには注意が必要です。渋みによって冷えた体を温めるために塩味の含むものを多くとってもいいのですが、そうすると今度は塩の取りすぎによる悪い効果が心配になります。結論としては、塩味と渋みのバランスがコツということになります。

もう一つ、もちろん冷たい飲料もいけません。

そういうことから考えると、水分をよくとって、利尿剤として働くというと、やはりお白湯ということになります。

お白湯だけで飲むのはあまり気持ちよくないと思われる方には、利尿剤の働きを持ち、インド医学でよく用いられるものに「コリアンダー」というものがあります。これは香辛料・スパイスですが、薬でもあります。町のスーパーで買えるスパイスですが、水を温めたことで少しいやな匂いがするとかまずいと思う人でも、コリアンダーの粉末を少しお湯に入れて飲むといいでしょう。最近、ハーブ・ティーがブームになっていますが、体をあまり冷やさない、温める機能のあるハーブ・ティーで、渋味のないものなら飲んでかまいません。カモミールやマリーゴールドなどを少し入れて飲むのもいいでしょう。何よりもジンジャーのハーブティーがもっともすすめられます。

まとめ

そういうふうに、お白湯を飲んで、ちゃんと排尿できるよう心がける。そして、生活の中にヴァータを悪化させるような冷たいもの、冷たい飲料があったなら、使い方を控える。もう一つ、治療としては、手のひらと足の裏に油マッサージをする。できればマスタード・オイルを使う。それができなかったらゴマ油を使う。ジンジャーを毎日使う、そして、何よりも規則正しい生活をする。そういうことをやっていくと、まちがいなく冷え性は治ります。

第2章　肩こりとその治療法

ヴァータの異常による病気が多い

アーユルヴェーダの古典中に「ヴァータが悪化したときにいろいろな症状が起こる」と記載してありますが、実際、ヴァータによる病気の数が多いのです。アーユルヴェーダの話を初めて聞いた人は、三つの生命エネルギーがあるといいながら、病気になると何でもヴァータが問題だというので、本当なのだろうかと思うかもしれません。

アーユルヴェーダによれば、外界の中にある風・火・水という三つの基本的な要素が体内ではヴァータ、ピッタ、カファという生命エネルギーになっていますが、中でももっとも大事なのが風（ヴァータ）なのです。

風は火と水よりも重要です。生命の場合も、いろいろな生理機能を起こすときはヴァータの働きがとても重要で、実際、病気にはヴァータの不調によるものがもっとも多いのです。それに比べると、ピッタによる病気の数はヴァータの半分で、カファによる病気の数はピッタの半分です。いい換えるとカファによる病気はヴァータの四分の一です。

ですから、アーユルヴェーダの医者がたいていの病気を「これはヴァータの病気だ」といっても、不思議ではないのです。そこで、ヴァータは大変な病気の犯人だと思うかもしれませんが、そうでもなくて、人が生き生きして健康でいられるのもヴァータのおかげなのです。活動的で創造性豊かな人の多くは、生まれつきヴァータが優勢に働く体質をもっているのです。たとえば有名なテレビ・タレントの中には、ヴァータが優勢な人がかなりいます。ヴァータは、生命のいちばん重要なエネルギーで、「風」と呼ばれているように、ほかの考え方でいうと中国の「気」やヨーガの「プラーナ」とほぼ同じ、あるいはそれに近いと考えてまちがいありません。

肩こりもヴァータの異常

生まれつきヴァータが優勢な体質をもつ人は活動的で生き生きしていて、創造性豊かな人である一方で、すでに優勢なヴァータがちょっとした刺激で増悪しやすいので、ヴァータ性の健康問題に気をつけるようにいわれています。

肩こりもまた、ヴァータの異常によって発生する病気です。アーユルヴェーダの古典には「ヴァータが悪化したとき硬直が起こる」とあります。肩という部位だけでなくどこでも、詰まったような、こったような感じになる可能性はあります。これは異常状態になったヴァータの働きだとはっきり説明しています。アーユルヴェーダの専門家から見ると、肩こりも硬直を示すような状態ですから、やはりヴァータの異常です。そして、ちょっと硬くなっていて、少し痛みとか不快感を感じるとき、実際にヴァータの治療をやってみるとよく治りますから、ヴァータの病気だと見てまちがいありません。

肩こりは日本人だけの病気？

ヴァータの病気の一つとして肩に限って現れるものに、五十肩という病気があります。これは五十代になると出てくるといわれていて、強い痛みを感じ、運動が制限されることが特徴です。痛みを感じて、運動が制限され、そのため腕を動かせないので、病側の腕の筋肉がやせていくということもあります。これは現代医学にも出てくる、典型的な「病気」です。

それに比べると肩こりは、私には、ある意味では文化的な病気のように見えます。というのは、ヴァータが悪化して肩こりになるのは日本人だけではないかという印象が私にはあるからです。インド人に「肩こり」といっても全然意味がわからないと思います。英語で「スティッフ・ショルダー」と書いてみせても、意味はわかるのですが、「いったいこれは何だろう」とみな首をかしげます。読者の皆さんはびっくりするかもしれませんが、私はこれは日本だけの病気だと確信しているのです。

日本に来た初めの頃、私がアーユルヴェーダの専門家ということを知ると、話題がどうしても健康のほうに移って、肩こりや腰痛の対策を相談されることがしばしばありました。その時、私は腰痛の意味はすぐわかりましたが、この「肩こり」というのはいったい何なのかがわからなくて首をひねっていました。いまは、肩こりといわれると、まだ経験はしていなくてもいちおう想像がつくようになりましたし、耳もその言葉にしっかり慣れたので、不思議そうな顔をしないで相手の相談に乗れるようになりました。

日本語には「肩がこるような話はしないでくれ」という言い方があるほど、肩こりが文化の一部になっています。ほかの国の言葉で、難しい話を「肩がこる話」と表現している例はないのではないかと思います。もしかすると日本人は、子どものときから、肩をもんであげるのは人にやさしくする態度、むずかしいことは「肩がこる」というふうに、ある意味では暗示をかけられたようになっていて、おとなになって少し不摂生をすると、それがまず肩に出るということになっているのではないでしょうか。肩こりが嘘だとか錯覚だといっているわけではないのですが、よく調べてみると、現代医学の医者から見ても、これは日本という国の国民性と関係があるような気がします。

もちろん対策はないわけではありませんし、肩こりから解放されたかったら日本人をやめてくださいというわけにはいきませんが、原因の中にはかなり文化的・精神的な因子があると思うのです。なぜみんなが疲れたら肩こりになってしまうのか。私はいままで肩こりがどんなものか感じたことがないので、人が肩がこるといったとき、何か不思議な感じがします。一回それを味わってみたいものだと思うのですが、第一には、本当は私も肩がこっているのだけれども、それを「肩こりだ」と感じないのかもしれません。第二には、疲れたときの影響が、まず肩ではなくてどこか別の部位、たとえば胃腸などに来るのかもしれません。こういう文化や心との関係を理解することも病気の改善につながるのではないかと思います。

油を塗って、その後で温める

実際にこっている肩を治すためのアーユルヴェーダの方法は、油を塗って、その後で温めることです。二つをセットで続けることが、肩こりの治療になります。これもヴァータが原因ですから、ヴァータが硬直を起こしているときは、ヴァータを緩和するために、その部位に両手で油を塗る。自分で塗ってもいいし、手が届かない場合は人に塗ってもらいます。それをしばらく続けます。

肩こりの場合、塗るだけでは治りません。冷え性なら、塗るだけでいいのです。そして、きれいにするために後で洗い流します。肩こりはそうではなくて、塗った後そのままにして、しばらく温めることも治療に含まれます。油を塗って、後で温めたら、ものがやわらかくなります。人間だけではなく、ほかのものでもやわらかくなりますが、生きている人間なら必ずやわらかくなる、とアーユルヴェーダの古典の中にあります。「乾いたマキでも油を塗って温めるとやわらかくなるが、生きている人間は、いうまでもなく、油を使って、その後で温めれば、必ずやわらかくなる」という表現があるのです。こっている部位をやわらかくするには、油マッサージの後に温めることです。体を温める「発汗療法」というものがありますが、この場合は汗をかかなくても、その部位を温めることが大切なのです。

常識的なことですが、温めるときは急に高温のお湯をかけてやけどをしないように気をつける必要があります。徐々に気持ちよく温まっていくことが大事です。日本には、肩こりのときはお風呂・温泉に入るといいという考えがありますが、アーユルヴェーダ的に見ても筋の通った治療です。けれども、前もって油を塗らないで、ただ温めるだけではそれほどよい効果はありません。効果を高めるためには、まず油を塗って、あとで温めることです。順番を逆にして、まず温めて、後で油を塗っても、ほとんど効果はないでしょう。

原因になっている生活様式をできるだけ変える

肩をほぐすには、もんでもらうとか、鍼とか、肩こり用の湿布をする、ものを塗るなど、いろいろな方法があります。しかし、肩がこって、何かの治療をしたら治ったけれども、翌日にはまたこっているという人が多いようです。それは、いい治療がないから治らないということではなく、何か肩をこらせる原因があるからでしょう。ですから、運動不足でこっているようであれば、硬直をなくして柔軟性をもたらすために、体を必要な程度動かすことをします。また、人によって肉体疲労が原因であれば、体があまり疲れないような生活をすることが大切なのです。

健康状態を取り戻そうとするとき、もっと重要な問題は精神的な心配やストレスですから、自分の生活の中で何が問題かを分析してみて、不規則なことをできるだけ避ける必要があります。もちろんいろいろな事情がありますから、健康になろうと思ってもすべてを捨てるわけにもいきませんが、少しでも自然な方向にもっていかなければなりません。健康のために仕事をやめたり、家族を捨てたりできないのはたしかですが、かといって今までどおり夜遅くまで仕事をし、悪いものを食べ、排尿・排便のことを無視して、すべて体に悪いことをしていて、それは全部続けますが、何か特効薬で治してくださいといっても、そんな薬はありません。健康のためにすべてを捨てて聖者になることはできませんが、悪魔のように悪いことをすべてやっていて、錠剤一個で私をまた神様に戻してくださいといわれても、そんなことはありえないという、当たり前の話を承知しなければなりません。健康は市場で買えるものではなくて、本人が努力して得るものです。

こんなことをなぜいうかというと、競争の激しい社会ですから、みんなが結果を期待して、がんばっています。欲があり、一生懸命いろいろ忙しくしているでしょうが、少し冷静に考え、ものの価値観や、どこまでがんばるのがいいのか、そして、健康のためには生活をもう少しきちんと整えなければいけないということを把握しておく必要があると思うからです。それを承知した上で、自分の肩こりの原因は何かをよく自覚して、生活を徐々に変えていくことが大切です。

ヴァータのバランスを保つ運動をする

それと同時に、油を塗って、少し肩の運動をすることです。激しい運動はヴァータを悪化させます。ヨーガのポーズは、エネルギー消費のためにやる運動ではなく、体のいろいろな部位のあいだのバランスを保つために、筋肉を呼吸とともにゆっくり動かすことですから、ヨーガのポーズをやるのがいいでしょう。肩こりで悩んでいる人なら、毎日五分か一〇分ぐらいでもいいと思いますが、自分に合ったポーズを継続すると効果があります。

信じて続ければ治る

もう一つ、どんな病気の場合でも、精神のほうからいい信号が発生してくると、それで治るということが最近いわれていて、それは科学的にも確認されています。これは、「精神神経免疫学」という分野の話です。そういう観点からいうと、治療や健康のための対策は、どんなものであれ信じて熱心に続ければ、自分はしっかりとしていて、健康状態を整えるために努力しているという潜在意識での満足が生まれ、それだけでどんな病気でも治ることがあるのです。

こういう話をして、読者がそのことを理解してしまうと、かえって特定の方法を信頼できなくなって逆効果になるかもしれませんが、誰かにどこかでいわれたとか、雑誌で読んだとかいって、ある健康法を継続的にやっていくと、いろいろな病気が治ったということがたしかにあるのです。本当にその健康法によって治ったのか、それとも、何かを信じて継続的にやることと自体によって潜在意識に満足を感じて、自己治癒力・自然治癒力で治ったのか、区別するのはむずかしいのですが、私はどちらかというと前者よりも後者のほうが本当に治る理由だと思っていますし、現代医学の専門家もたぶんそれは認めるでしょう。

ですから、肩こりで悩んでいる人でも、毎日のように新しい健康法に目移りしている人は治らないと思います。そういう人は何をやってもしっかりしませんから、治らないのです。たぶん肩のこる人にはそういう方が多いでしょう。

何か一つの方法を知った場合、もちろん選んで実行する前には、効きそうかどうか常識で評価していいのですが、一応納得できて、実行するとなったら、それをきちんと信じて、まじめに続けなければなりません。もし長く悩んでいるのならば数カ月、最近始まったのなら数週間でも、継続する必要があるのです。

世の中には毎日のようにいろいろなことをやる人がいますが、そういう人はどの方法をやっても健康にならないでしょう。何か一つをきちんと守ってやることです。アーユルヴェーダの場合も、信用しないと治療効果が十分出ないといわれていますから、信じることは大切です。インド思想では、信じるのが幸せの元という言い方があります。これは、迷って信じる、すなわち「迷信」を指しているわけではありません。

もちろんこれは皆さんをだまそうとしているわけではなく、また信用すればどんな方法でやってもいいということでもありません。生理的にいっても、油を塗ってマッサージをすることには、意味がありますし、効果があります。けれども、それだけではなく、精神面の治療として、信じてしっかり継続的にやることも大事だといいたいのです。

まとめと補足

ヴァータの増悪を防ぎ肩こりをなくすには、冷たいものをひかえ、積極的に温かいものをとる、渋いものをとりすぎない、不規則な生活をやめるなどの注意が必要です。そして、油を塗ってから、そのあとで温め、ヨーガのポーズなどの運動を少しすることです。

それに加えて、アーユルヴェーダでは、生命エネルギーのバランスを取るにはいろいろな食べ物を食べるようにといいます。甘、酸、塩、苦、辛、渋、これら六つの味を含んだ、すなわちさまざまなものを摂取することがすすめられています。

そして、ヴァータのためには、食事の中に必ず少し脂質が入っていることが重要で、脂気のない食事は健康によくないとしていますから、その点も考える必要があるでしょう。アーユルヴェーダで脂質のものの中でも特に健康にいいとされているのは、無塩バターを温めて作ったバターオイル=「ギー」です。ギーを少し取ることは、体の中のヴァータの増悪をコントロールするためにいいのです。

インドには、肩こりに効きそうな内服薬もいろいろあるのですが、日本では薬事法の問題があってどれでも飲めるわけではありません。また、インドの薬を購入して飲むには手間がかかりますから、なかなか続けられないという欠点もあります。それよりは、生活の中のちょっとした工夫で治すほうが、より自然な方法ですから、健康にいいと思います。

第3章　便秘とその治療法

便秘は「病気」

便秘はかなり大きな健康問題で、特に女性が悩まされることの多い問題です。しかし現代医学では、便秘は病気として取り扱われていません。排泄するとき、痛みや出血といった異常を感じなければ、何日に一回でもかまわないというのが現代医学の考え方です。しかし現代医学でそういっていても、本人はちゃんと排泄できないと気持ちがよくありません。アーユルヴェーダから見ると、大便がちゃんと排泄されないことは、はっきりした健康問題で、放っておくとほかの病気を招くと考えられています。

大腸から老廃物――主に私たちが食べた食事のカスが入っている大便――が排泄されないのを「便秘」というわけです。そこでまず胃腸のことを少し考えてみますと、アーユルヴェーダでは「胃腸には消化の火が存在している」といっています。そして、消化の火が正常に働いていることが健康の一つの条件であり、消化の火が正常な人はあらゆる面で健康であり、消化の火の力が衰えると、いろいろな病気の元になると考えています。消化の火が弱くなると、食欲を感じないとか、あまり食事がおいしく食べられないとか、食べたものがそのままおなかにたまった感じがするとか、場合によっては老廃物が排泄されなくておなかがふくらむという症状が出てくるわけです。

アーユルヴェーダでは大便は老廃物の一つとされています。アーユルヴェーダは人間の体内に主に三種類の老廃物が作られるとしています。その三種類とは、大便と尿と汗です。主にというのは、この三つの老廃物以外にも、目、鼻、口、性器、耳など、穴があるところは全部、少量の老廃物が排泄されます。その中でも大便と尿と汗は主な老廃物とされているわけです。「老廃物」という言葉を聞くと、排泄物ですから、不浄なものという気がしますが、おもしろいことにアーユルヴェーダの基礎概念では、老廃物が規則正しく体の中に発生して、定期的に排泄されることは、健康に欠かせない一つの条件なのです。不純物だからといって、出ても出なくても、多くても少なくても、健康維持には関係ないということではありません。適量に、定期的に作られて排泄されることが健康にとって大事な条件なのです。

ですから、便がちゃんと排泄されていないということは、アーユルヴェーダから見ると、さまざまな病気の出発、あるいは前段階を示しています。治療しないでおくと、将来いろいろな重病になってしまう危険性があるのです。

アーユルヴェーダの古典の中では便秘を「アーナーハ」と呼んでいます。アーナーハとは、大便が蓄積する、たまってしまう、滞留するという意味です。

少し体が疲れた感じになり、頭痛を感じたり、元気がない、おなかがちょっとふくらむ、その上に便が出ないという症状があるときは、それは別の病名で、「ウダーワルタ」といっています。便が固まることを「ウィバンダ」とも呼んでいます。

ともかく、便秘はアーユルヴェーダの中ではただの症状ではなく、一つの「病気」として扱われていることは注目すべきです。

ただアーユルヴェーダでは、「病気」と「症状」は場合によって入れ替わるものだと考えられています。場合によっては、ほかの病気の症状の一つとして出ることもあれば、単独に病気としても出るわけです。これもまたアーユルヴェーダの特徴的な考え方の一つです。

例えば、現代医学からいうと、熱は病気ではなく症状です。何かの病気の症状として熱が出ると考えられており、熱自体は診断名になりません。現代医学で厳密にいうとそうなるのですが、アーユルヴェーダの場合は症状と病気が互いに替わっていきます。たとえば、ある病気の症状として熱が出る。あるいは、他の病気の症状ではなくて、熱自体が一つの病気として出る。どちらも考えられるのです。

さて、アーユルヴェーダでは、「アーナーハ」「ウダーワルタ」は、それぞれ単独の病気として扱われていますが、その重要な特徴は大便が排泄されないことです。私たちが悩まされる便秘は、現代医学では一切病気扱いされていませんし、健康には全然悪い影響はないといわれていますが、アーユルヴェーダではそうではなく、便秘は一つの病気であって、すぐに治されなければいけない、何か対策をしなければいけないとされているのです。

便秘の種類について

「アーナーハ」の場合、アーユルヴェーダの中では二種類のアーナーハがあると説明されています。

第一は、食べたものがうまく消化されないで便秘になる場合です。これは従来私たちが考えている便秘とは違う概念です。読者のみなさんはこれを聞いてちょっと驚くかもしれません。ふつう、便通がないのは繊維質を食べていないからで、繊維質をたくさん食べればいいというふうに考えられています。たしかにそういう考え方もアーユルヴェーダの中にありますので、後で紹介しますが、しかしもっと大事なのは、食べたものが消化されるとき、消化機能に異状があり、うまく消化されないで未消化物が発生して、その結果として便秘になることがあるといわれていることです。これは注目すべきことです。私は、実際にはそれが原因で便秘になっている患者さんが最近は多いのではないかと思っています。

未消化をアーユルヴェーダの専門語では「アーマ」といいます。直訳すると「未熟」ということです。消化過程は、言葉を変えていうと、熟させていくことというふうにも解釈できるわけです。体に必要なものに変化させていく、熟させていくというふうにいえるのですが、未熟とは、それがまだうまく消化されていないということで、それが原因で便秘になる人が最近多いのですが、そういう場合には、便がよく排泄されない、あるいは排泄されても粘り気のある少量の便で、色が変わっていて、悪臭がするという特徴があります。これが一つの便秘の状態です。

第二は、アーユルヴェーダの考え方に基づいていいますと、ヴァータが増加して乾かす働きが強くなってしまい、便が乾きすぎて、なかなか前に進んで出ていかないという場合もあります。こういう便秘では、排泄される便はヤギのフンのように非常に硬く小さいのですが、アーマの未消化物が発生して起こる便秘の場合は、少しだけ排泄される便も粘り気があり、いやな匂いがあって、あまり気持ちよく排泄されません。ヴァータだけが悪化して起こった場合は、乾いているので、便はあまり粘っていません。

便の特徴を挙げながら原因を説明した理由は、どの原因で便秘になったかをまず診断して、その後で、その原因にふさわしい対策を取らなければいけないからです。場合によっては、ヴァータが悪化して、同時に未消化物も少しあり、硬くて、しかも粘着性もあるというふうに、両方が混ざっていることもありますが、片方だけの問題で悩んでいる人のほうが多いのです。

もう一つ違うタイプとして、実際に大便が作れない、量がない、それで便秘になる場合もあります。しかし、こうしたタイプの便秘は非常に少ないと思います。これはなぜ起こるかというと、たとえば何ものを食べなかったら全然便が出ません。断食していると、前に食べたものが大便として出ますが、その後、流動食だけを何週間か取っていくと、どんどん便が出なくなるのです。それはどういう問題かというと、体の中で大便というもの自体が作れないわけです。それはちょっと違う問題で、そういう問題で悩んでいる人は少ないと思います。けれども、ときに下剤などを飲むと、その後でしばらく便が出ないことがあります。それは腸の中に便というものが存在しないので、しばらく便秘になるわけです。その後で何回かものを食べて、それで便が作られて、やっと出るようになるというプロセスがあるわけですが、流動食で断食している人の場合もこれが見られます。

場合によっては、栄養だけのものをとって、腸の中にカスが全然ないときもこの種類の便秘になります。たとえば、いい肉やほとんどが消化吸収されるようなエッセンスのような食べ物だけを取った場合は、流動食ではなく硬い食事でも、カスがないので便が作られない。それで便秘になるということがあります。

こういった患者さんは日本では少ないのですが、西洋諸国、西洋文化のある国、肉食をしている国の場合は、そういう患者さんがしばしばいます。そのような便秘を解消するためには、野菜をちゃんと取ること、繊維のあるものを取ることです。

しかし私の見るところ、実際にいま便秘の患者さんには、繊維がたりないとか、野菜がたりないという後者のケースよりも、第一に未消化が原因で便秘になる、第二にヴァータが悪化して便秘になるケースが多いと思います。

ヴァータの悪化による便秘

そこで、ヴァータが悪化して便秘になるタイプの人をくわしく分析していきたいと思います。まず「ヴァータ体質」というものがあります。生まれたときからヴァータが優勢な人がいて、そういう人は、赤ちゃんのときからどちらかというと便秘気味です。社会人になってから便秘気味になった人は多いのですが、便秘があるから私はヴァータ体質だと考えるとそれは間違いです。本当に生まれたとき、考える心がまだ発達していない赤ちゃんのときから便秘の傾向の人がいて、それが体質的な便秘なのです。

ヴァータ体質が原因で便秘になっているかどうかをたしかめる方法があります。まず、ヴァータ体質の人はどちらかというとやせています。生活動作が早く、精神的には不安定な傾向があります。仕事やほかの動作もすべてが素早い。食べたり、立ったり、歩いたり、座ったり、話したりすることも早いのです。寒さには耐えられず、肌がかさかさしています。そういう人は、自然に体の中に乾燥した性質があり、体が乾いているので、便秘にもなりやすいのです。

こういうタイプの便秘では、ヴァータの属性としての乾燥質・乾いていることが問題です。この場合の「乾いている」というのは、ただ湿気がないという意味ではなくて、脂気がない、脂質がないという意味です。ですから、そういう人は食事と一緒に積極的に脂質をとる必要があります。実際の治療のアドバイスとしては、夜寝る前に温かい牛乳二〇〇CCに大さじ一杯のギーを入れて飲むことです。

なぜギーかというと、油類の中でもアーユルヴェーダがもっともすすめているのがギーだからです。ギーは「精製バター」と表現することもあれば、「バターオイル」と表現することもあるもので、どうして作るかといいますと、無塩バターを温め、水分を飛ばして、透明な油のようになった段階で火を消します。そんなに時間はかかりません。このギーを牛乳に入れて、夜寝る前に取る。あるいは昼間取る。あるいは朝取る。一日の間に一回か二回取れば積極的に脂質を取ったことになりますから、腸の中の乾燥質が減ってきて、便秘が解消されます。これは、単独にヴァータが悪化したタイプの便秘の対策です。

アーマの発生による便秘

単独ヴァータ体質で起こる便秘よりも、どちらかというとアーマ（未消化物）が発生して起こる便秘のほうが多い、と私は思います。つまり、消化力が落ちて、それで便秘になる人が多いのですが、消化力が落ちる原因は、まず不規則な食事のとり方や、消化重性つまり消化に負担がかかるようなものの取り方にあります。そういう人は冷たいものや脂っこいものを取りすぎています。

消化力が促進されないもう一つの理由は、運動不足です。運動すると体を動かすことになるだけではなく、消化力も強くなります。逆に運動不足は消化力減退の原因にもなるのです。

さらに、甘いものの取りすぎ、甘味と油が入っているケーキのようなものの取りすぎも問題です。アーユルヴェーダでは「分泌性のもの」といいますが、体の中に粘りのある分泌を促すようなもの、たとえばお菓子とか、ケーキとか、ヨーグルトといったものの取りすぎが、消化の力に負担をかけて、それで消化力が落ちる。そこに、消化力以上のものを摂取すると、それが未消化物を発生させ、それで便秘になるということもあるのです。

アーユルヴェーダの古典には、そういう人たちが排泄した便は重いので水に沈むと書かれています。ちゃんと消化された便なら浮かぶのです。これが未消化物の便かどうかを調べる簡単な方法です。

実際に毎日の生活の中で調べてみるとわかりますが、肉食をする人の場合は沈むケースが多いのです。しかし、一、二週間続けて菜食にして、消化しやすいものを取れば、誰でも便が浮かぶようになるのはたしかです。肉食の人の場合、完全には浮かばず、少し沈むけれども底までは行かず、中間で浮かんでいるといわれています。底まで行って沈むのに比べると、途中で浮かんでいるほうがまだましですが、理想的なのは表面に浮かぶことです。これは食生活をきちんと観察してみるとわかりますが、こういうタイプの便秘の人が多く、その原因は未消化物だといえるわけです。

I　ヴァータの悪化による便秘の治療法

生活のまちがいを直す

便秘の治療も、原因をまず分析して、それから原因をなくすような治療をしなければいけません。

まず単独的にヴァータの悪化によって発生する便秘の場合、そういう人はやせ型で、脂をほとんど取っていません。なぜかというと、女性は美人イコールやせているというまちがった印象が世の中にあるので、脂を取ると太ってよくないからと、全然取らないわけです。しかし、それは結局偏食をしたことになり、ヴァータが悪化するわけです。

その上に、冷たいもの、乾いているものの取りすぎとか、あるいは途中で食べる菓子類やスナックなどといった不規則な少食もヴァータの悪化につながります。

また、やせている人が体をあまり動かしすぎると――運動で動かしすぎることも、仕事の関係で動かしすぎることもあるでしょうが――ヴァータを悪化させる原因になります。

また夜更しすることも、ヴァータを悪化させます。仕事が不規則なため、あるいは特定の仕事のために夜遅くまで起きている。あるいは健康について知識がないために、夜遅くまで起きていて、朝遅く起きるという人もいますが、そういうことはアーユルヴェーダから見ますと健康によくありません。夜更かしは一般的にどの病気にもよくないのですが、特にヴァータが関係する病気の場合はいけません。そういう生活の中のヴァータを悪化するようなまちがいを一つずつ直していかなければならないのです。

便意を抑えない

ヴァータが悪化して起こる便秘に関係するもう一つの原因として、排尿、排便を抑えることがあります。人間は体から自然の要求を感じるものです。その主なものに排尿、排便が取り上げられますが、その他、おなら、げっぷ、くしゃみ、あくびなどもあります。自然の要求はすべて、抑えるとヴァータが悪化するといわれていますが、とくに排尿、排便の気持ちを抑えることは便秘に直接影響を与えます。小学生などの子どものときに比べ、高校生や社会人になって外に出かけるときは、朝がいちばん忙しい時間なので、時間の余裕がなくて、本当は排泄したいのに我慢して抑える人が多くなります。ところが、そうすると体の中のヴァータが悪化するのです。さらに体が自然に排泄する機能が抑えられたことになり、結局便秘になってしまうのです。ですから、便秘を治療したいと思う場合、そうしたことを一つひとつ直していかなければいけません。

実際に日本で都会の人を調査したところ、男性に比べて女性のほうが便秘が多いのです。そして、皆さん朝催すのですが、忙しくて行けない。いつ行くかというと、本屋さんとか、喫茶店とか、人によっていろいろな場所がありますが、いちばん落ち着いた憩いの場所へ行くと初めて体が落ち着いて、そこで便意を催して排泄するという人がいます。

こうした便秘の原因を分析してみると、時間の余裕がないとか忙しいとかいって、本人が体の生理機能をわざと壊しているわけです。ところが、人間以外のほかの動物では何の問題もなく排泄しています。鳥もしますが、特に哺乳類はきちんと自然なリズムに乗って排泄していきます。これらの動物の排泄の仕組みを見ると、ごく自然に出していて、便秘という問題は全然ありません。本当は人間も基本的には動物としてそういう機能に恵まれているのですが、なぜ大勢の人が便秘になるのでしょうか。

もちろん田舎の人に比べると都会の人のほうが便秘が多く、特に都会でも、子どもや老人に比べると、社会に出て忙しく動いている人のほうが多いのです。それはアーユルヴェーダもいっているように、排尿、排便の衝動を我慢して、それを抑えることが第一の原因でしょう。つまり自然のリズムが壊れるわけです。本当は大腸の中に一日に一回、場合によっては一八時間に一回、あるいは一日に二回、大がかりな蠕動という動きが発生します。それが本当は便意を催すことになって、排泄するプロセスなのです。私たちはずっと長い間そういうことを感じても抑えるということをやってきたため、結局その機能が悪くなって、便秘になるのですから、まず自然を大事にして、そういう失敗を繰り返さないようにしなければいけません。治療のためには、それが何よりも大事なことです。

食事を規則的にする

ヴァータ体質の人の場合のもう一つの原因は、ヴァータが強い人は気分が変わりやすく、何でも物事を不規則に行うタイプで、食事の摂取も不規則になりがちだということです。例えば今日は一一時に食べた。それは朝食か、昼食か、本人にもわからないし、そばの人にもわからないような感じです。翌日は三時に食べる。その次の日はちょうど一二時に食べる。特に営業とか、外へ出る人でしたら、バラバラになりがちですが、そういうふうにエサを入れることを不規則にすると、今度はそのエサからつくられるカスが出るのも不規則になって、結局、いつカスを出せばいいか体が混乱してしまうのです。ですから、そういう不規則さも直さなければなりません。ヴァータ体質は刺激を好むタイプで、規則的に物事をしないタイプですから、そういうまちがいを起こしやすいのですが、それもまた便秘の原因になります。ヴァータが主な原因で便秘になった人は、対策としてまず自分がどこでまちがっているのかを分析して、それをちゃんと直さなければいけないのです。

その他、アーユルヴェーダの専門家として実際にアドバイスできることがいくつかあります。

脂質を摂取する

まず、便が乾燥しすぎて便秘になっている場合は、脂分を摂取することが大事ですから、脂分が嫌いな場合は、前述のように温かい牛乳にギーを入れて摂取するのがよいでしょう。一日に一回か二回取ります。

それから、食べものですが、脂分があまりにも入りすぎたものは健康によくないのですが、脂分が全然入っていない食事もよくないので、少しは脂質のあるものをとることを心がける必要があります。

冷たいものを取らない

そして、冷たいものはすぐにヴァータを増悪させますので、冷たいものを取らないことです。また乾燥した食べ物、すなわち食べたあとで水を飲みたくなるような食事、たとえばセンベイなどはあまり取りすぎないようにすることが、ヴァータの異常をコントロールするために大事なことです。

起床時に常温の水を飲む

温かい飲食がいいのですが、水を飲むことは便意を催すために役に立ちます。そこで、朝余裕を持って起き、冷蔵庫の冷たい水ではなく汲みおいて常温になった水を、すぐに一杯飲む。それが排泄に役に立ちますので、習慣づけましょう。

朝の排泄の習慣を作る

ヴァータ体質の人は、いくら忙しくても、朝起きてすぐか、あるいは歯を磨いて顔を洗ってからでも、ちゃんと排泄する習慣をまず作らなければいけません。食事を取る時間を整えることも大事ですし、質をよくする、そして、温かいもの、脂質のあるものを食べることも大切ですが、それに加えてきちんとした排泄の習慣をつけていくことが大事です。

渋いものを取りすぎない

ヴァータが悪化するもう一つの原因は渋いものの取りすぎです。くせになって、お茶をたくさん飲みすぎる人がいますが、アーユルヴェーダから見ると、渋い味のものはヴァータを悪化させます。現代薬理学から見ると、渋いものは水の吸収を促進して、アストリンゼント＝収斂性の働きをするといわれており、やはり便秘を引き起こします。ですから、お茶の飲みすぎは便秘の原因とつながるので、注意する必要があります。

まとめ

お茶の飲みすぎをやめただけで便秘が解消した人も何人かいます。また、脂肪を敵だと思って全然取らなかった人が、牛乳に少しギーを入れて飲んだら治ったというケースもたくさんあります。やせている人は体を動かしすぎてもいけません。これもヴァータを悪化させます。そういうときは冷静に規則正しく、予定に応じてちゃんと体を動かしていく。無理して不規則に動かさないで、肉体労働でも、仕事でも、運動でも、何でも規則正しく、自分に合った量の運動をやっていくことが大事です。

2　アーマの発生による便秘の治療法

消化しにくいものを取りすぎない

次は未消化物の便秘ですが、これを解消するためには、まず未消化物が発生するような消化しにくいものの取りすぎを避ける必要があります。お菓子とかケーキの食べすぎはいけません。そして、ギーはすすめますが、その他の脂の入っているものはあまりすすめられません。それは消化に負担がかかるからです。焼き肉などの動物性の脂肪がたくさん入っているもの、あるいはクリームなどがたくさん入っているものの食べすぎは、消化に負担をかけます。消化力が処理しきれないぐらいのものをとるのですから、中途半端に消化されます。それが完全に消化されないかぎりは排泄されず、詰まってしまうわけです。

ですから、そういう人たちは未消化物を消化するためにいろいろ対策をとらなければなりません。

辛いものを摂取する

未消化物が発生する人の場合は、辛いものを摂取することが大事です。なぜかというと、辛いもの・香辛料には消化力を刺激する働きがあるからです。アーユルヴェーダでは「三つの辛いもの」といっています。三辛《さんしん》といいますが、ショウガの粉末（ジンジャー・パウダー）とコショウと、もう一つは長コショウです。長コショウは、アーユルヴェーダでは「ピッパリ」といい、これも辛いもので、少し長いかたちをしています。日本でも栽培されているスパイスです。この三つの辛いものを同量混ぜた粉末を小さじ一杯ぐらいとることは、消化の火をあおる働きがあり、消化力を促進するといわれています。三つの辛いものが手に入らなかったら、ジンジャー・パウダーだけでもかまいません。それを朝と晩、小さじ一杯ずつ飲むと、消化力が促進されます。

もう一つは、食事の二〇分前に、生のショウガにひとつまみの塩を入れて食べることです。これも消化力を強めます。これを食べることによって消化の力がついてきますから、未消化物が原因で便秘になる人は、これもおすすめできます。ショウガはおろしたものなら大さじ一杯ぐらいでいいのですが、あるいはだいたい五ミリぐらいの厚さに切って、皮をむいたものの上に直接塩を乗せて食べてもいいでしょう。味のために、場合によってはその上にちょっとレモンの汁をしぼってもけっこうです。これを理想的には食事の二〇分から三〇分前に食べると、後で消化の力がついてきますから、未消化物が原因の便秘の解消に役に立ちます。ただし、胃潰瘍のある人は、辛い味のものを取るとき注意が必要です。

さらに、未消化な大便を消化し排泄するためにとても有効なものとして、「ハリータキー」という植物があります。これは、日本の漢方の中では「カシ」として使われている植物です。カシというときは実を使います。漢方薬などには粉末にしていないものがありますが、その場合は少しつぶして、水を入れて煎じて飲むといいでしょう。あるいは粉末をそのまま食べてもかまいません。これを朝晩一日二回飲むことは、未消化の大便を消化し排泄するために役に立ちます。

また、アーユルヴェーダでは便秘に効く三つの果物があげられており、「トリファラー」と呼ばれています。「カシ」「アーマラキー」「ビビータキー」の三つです。日本では手に入らないかもしれませんが、人によってはインドから持ってくるとか、友達に持ってきてもらう人もいます。このトリファラーの粉末も、一~三グラムぐらいを一日二回、一〇〇CCのお白湯と一緒に飲むと便秘対策としてとても効果があります。

食事の中で辛いものを全然食べないことは便秘の一つの原因になります。消化を刺激しないので、未消化物が発生するわけです。ですから、ワサビやショウガ、マスタードといった辛いものを積極的に食べることが大事です。全然辛いもののない和食を食べ、そのあとでお茶をたくさん飲むなどのことをすると、アーユルヴェーダから見ると、胃腸の中に消化に必要な酵素を分泌することがあまりできなくなって、それで便秘になる心配がありますから、そうしたまちがった習慣を正していく必要があるわけです。

お白湯を飲む

未消化物が多い人は、それを解消するためにお白湯を頻繁に飲むこともいいでしょう。何か液体のものを飲むとしても、渋い味のお茶は飲みすぎると便秘になりますが、それに対してお白湯を飲むことはより健康によく、便の排泄にも役に立つのです。

人によっては、水分がたりなくて便秘になる人もいます。そういう人が水分をとろうとする場合、冷たい飲料はよくありません。お白湯を飲むほうが、水分を取ったことにもなり、また胃腸の浄化にもなりますから、便秘解消に役立つわけです。

適度の運動とヨーガのポーズ

運動をすることも消化の火を強くします。ただ単独ヴァータ・タイプの便秘なら、運動のしすぎは便秘を起こします。しかし、未消化物で便秘になっている場合は、運動することによって消化の火が強くなり、便秘が解消されるわけです。といっても、運動のしすぎはいけません。自分に合うような、リラックスした、体が急激に疲れることのない運動をすることをおすすめします。

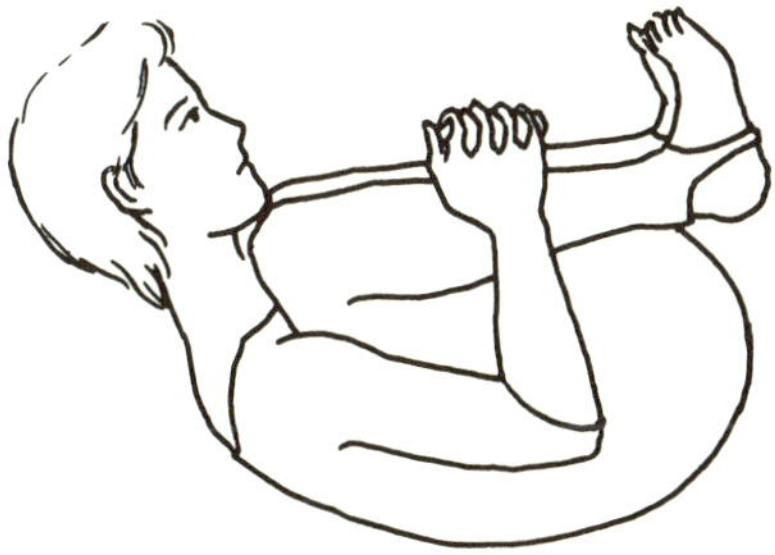

ヨーガの中に「ガス抜きのポーズ」または「便秘のポーズ」といわれるものがあります（上図参照）。仰向けに寝て、腰まで床に体をつけたまま、両足をまっすぐ上げて、次にひざのところで両足を曲げて、両手でふとももをおなかのほうに押すように、両手で足を抱き、少し首を上げて、できればあごをひざにつけて、ゆっくり三回、五回、七回、あるいは一〇回ぐらい呼吸するわけです。これはとくに腸の蠕動を引き起こして、ガスがたまっている場合ならガスが抜けます。ですから、ガス抜きのポーズという名前なのですが、大便の排泄もよくなります。これは簡単なポーズで、まったく危険のないポーズですから、おすすめできます。

年を取った人の場合は、年を取ることによって自然にヴァータが悪化して腸の力が落ち、それで便秘になる人がいますが、そういう人にもこの運動は適しています。年を取って腸の力が落ちて便秘になった人は、おなかに油マッサージをして、仰向けに寝て、ゆっくり起きたり、また横になったり、起きたり、横になったりということを繰り返して、腹筋に力がつくような運動を毎日すれば、便秘は解消されるでしょう。

若い人の場合は、腸の筋肉に力がたりないで便秘になるというよりも、ヴァータが悪化するか、あるいは未消化物が発生するかのどちらかが原因だと考えられます。自分の場合はどれが原因になっているかを考えて対処しなければいけません。

3 その他のタイプの便秘の治療法

ヴァータの悪化と未消化物が混ざっている便秘はどうすればいいかというと、お白湯を飲むことと、食事にニンニクを取ることがすすめられます。ニンニクを食べることは消化の力を強めるし、ヴァータを緩和する働きもあるのです。ショウガを食べることはどちらにも役に立つので、それを続けてもいいでしょう。

数は少ないのですが、大便の量がたりなくて便秘になった人の場合は、菜食にするとか、野菜を多めに取るとか、ゴボウのように繊維のあるものを取ればいいです。アーユルヴェーダはサヤのある豆類をいろいろ取ると便の量が増えるといっていますから、そういったものを食べます。特に肉食していると繊維があまりないので、便秘になりがちですから、肉食から菜食へ変えれば、便秘は解消されていくでしょう。

第4章　生理不順・生理痛とその治療法

基本的にはヴァータの異常

生理不順、生理痛は、今よくある女性の健康問題です。特に社会に出ている若い女性によく見られ、この問題で悩む人の数は年々驚くほど増えています。

女性は、健康人であれば、思春期に達してから更年期になるまで、毎月まったく異常なしにきちんと生理が現れるはずなのですが、「ヴァータが異常になると、痛みを伴う生理不順が現れる」とアーユルヴェーダでは説明されています。最近こういう問題で悩む人が年々増えてきています。

すでにお話ししたように、人間の体の中では三種類の生命エネルギーがすべての生理機能を支配していると考えられ、それぞれ「ヴァータ」、「ピッタ」、「カファ」と名付けられています。ヴァータは運動エネルギー、ピッタは燃焼、代謝のエネルギー、そして、カファは体に安定性を与える結合のエネルギーです。

生命エネルギーを専門語では「ドーシャ」といいます。それは、さらに「サブ生命エネルギー」＝「サブ・ドーシャ」に分類され、それぞれに五種類ずつあるとされています。ヴァータに五種類のサブ・ドーシャがあり、同じようにピッタにもカファにも五種類のサブ・ドーシャがあるわけです。

ヴァータの五種類のサブ・ドーシャの一つに呼吸機能を支配するサブ・ドーシャがあります。もう一つ、へそより下の下腹部に存在していて、専門語では「アパーナ・ヴァータ」といいますが、このヴァータは、もちろん男女共通のエネルギーで、精液、生理、排尿、排便、出産の機能を支配するとされています。

生理不順、生理痛は、総合的にいうとヴァータの異常ですが、より正確にいうとアパーナ・ヴァータというサブ・ドーシャの異常とされています。動きを引き起こすエネルギーがきちんと働いていないために、時期によって現れるべき生理現象が現れない、たとえば二八日目に出血が始まるはずの生理が現れないということです。

血液の不足

しかし生理には、アーユルヴェーダの基礎概念から見ると、もう一つの因子が入っています。生理を始めさせるのはヴァータですが、生理で出ていくものは血液です。アーユルヴェーダでは、生理の出血を体の中の血液とはやや違うものと考えていて、「ラジャス」あるいは「アールタワ」という名前で呼んでいます。この出ていくべきものが不足していることも、生理不順という問題に関して考慮すべき要素です。

アーユルヴェーダでは食事によって体の中に「ラサ」、言い換えると「乳び」が作られるとされています。これは簡単にいうと、食べた食事が消化され、その「髄質」あるいは「エッセンス」として体の中に入っていく液体のもので、栄養満点のものです。この「乳び」あるいは「ラサ」という名前の構成要素の準構成要素として生理の血液が出るわけです。ところが、まちがった食事制限によって構成要素の質のいいものが適量作られなかった場合、生理中に適量の出血がない、あるいは生理が現れないということになるわけです。

特徴について

生理痛、生理不順は、もちろんアーユルヴェーダの中にも昔から記載されている病気で、「生理痛を伴う生理不順」とあり、実際にもそういう患者さんをよく見かけます。痛みがあることはヴァータ・ドーシャの悪化を示しています。その原因としては、お話ししたように、ヴァータが悪化するような原因と、出ていくべき血液が体の中で作られていない、量がたりないということの二つが考えられます。両方が混ざって、結果として生理痛を含んだ生理不順になるわけです。

アーユルヴェーダに記されている特徴は、量的には少ない出血、痛みを伴う、頭痛を感じる、人によっては不眠の症状が出てくる、体力がない、疲れた表情になる、性器が乾燥して、便秘を伴う、などの症状です。

血液を見ると、黒い色がかかっている、あるいは茶色がかかっている冷たい出血が少量、三日くらいあります。

特に下腹部に痛みを感じますが、強さは人によって違い、痛み止めの強い注射を打たなければならないほど強い痛みを感じる人もいれば、痛みはほんの少しだけという人もいます。

原因のまとめ

ヴァータが悪化する原因としては、疲れすぎること、不規則な生活、特にその中でも夜更しすること、そして、あまりにも精神的に疲れるような仕事をすること、対応できないくらい強い精神的な刺激やストレスを受けること、過剰な運動、過剰な性行為、誤った食事の仕方、特にまちがった食事制限などがあります。そういった原因が体の中でヴァータを悪化させ、それが体の下腹部に移動し、生殖器から毎月出るはずの出血を乱れさせて、量が少なく、痛みを伴う生理という結果となるわけです。

生理のタイプについて

以上のように、生理不順、生理痛はヴァータが悪化する病気であるわけですが、生まれつきヴァータの働きが崩れやすい、あるいはヴァータがいつもちょっと強いという人と、最近になってそういう症状が現れたという人、二つのタイプがあります。生まれたときからヴァータが優勢なタイプの人の場合、痛みがかなり強く、治療の場合も長く熱心に治療しなければなりません。言い換えるとそういう人の場合は治療が少し難しいのです。それに対して、生まれつきそういうタイプではなく、最近になって生理不順や生理痛を感じ始めた人の場合は、比較的治療しやすいのです。いずれにしてもこの病気の問題は、結局、ヴァータ・ドーシャが乱れて、現れることはたしかです。

痛みを伴った生理、そして、それも不規則に現れるような人もいれば、そうではなく、だいたい定期的に来るけれども、出血の量が多い、それも特に真っ赤な色の血が出る、場合によっては少し下痢が現れるというタイプの人もいます。そういう人にはあまり痛みの問題はありません。

もう一つのタイプとして、定期的に現れて、あまり痛みを感じないで、正常に出血して、時期がくると止まる。ただ期間だけがちょっと長引くという人もあります。こういう人の場合は、あまり苦痛を感じませんから、異常を訴えることもあまりないわけです。

生理に関していちばん問題を感じているのは、ヴァータが原因で生理不順と強い生理痛を感じている人です。

場合によってヴァータではなく、次のピッタという生命エネルギーの異常が現れて、量が多い、真っ赤な血が出ることがあります。それとともにしばしば痛みもあるという方もいます。これはアーユルヴェーダから見ると、一つの生命エネルギーではなくて、二つの生命エネルギーが乱れているわけです。

しかし実際には、単独にヴァータだけが乱れて、痛みを伴う生理不順を感じる人のほうが多いのです。

治療の基本は食事・生活・心

先ほどから述べているとおり、生理不順は、生理を引き起こすエネルギーと出ていくものとの二つの異常が考えられます。そこで、治すときもやはり両方を整えるということになるわけです。

アーユルヴェーダの治療法といっても、たとえばヒマラヤ山脈に生えているすばらしい神秘の植物があって、その葉っぱをかじれば、それで一生生理不順が治る、というふうな期待をすると、それは大まちがいです。やはり自分の生活に何かまちがいがあるのですから、そのまちがいを整えることが何よりも大事です。

といっても、がっかりする必要はありません。特効薬のように、飲んで健康状態がよくなるようなものもあるのです。しかし、ただ薬草を服用するものだけではなく、やはり生活の習慣を整える必要もあるわけです。ヴァータを緩和するような食事、日常生活、そして精神状態が治療に役立つのです。

ヴァータを緩和する食事を取る

まず食事から説明しますと、ヴァータを緩和するような食事を取ることです。具体的には、消化しやすく、適度に脂質を含み、温かい食事です。

一回食べた食事が次の食事の時間までにちゃんと消化されるような、消化しやすい食事を取る必要があります。それもどちらかというと温かい食事を取ることとです。

しかし、熱いのはよくありません。あまりにも熱いものを飲み込む人は消化器系のガンになりやすい、とくに塩辛い熱いラーメンなどを食べる人にはガンが多いという報告もあります。ですから、熱い食事はよくないのですが、どちらかというと温かい食事を取る必要があります。

物理的に温かいものがのどを通ること自体、消化を促す働きがありますし、さらにその後で胃腸という管の中を食べ物が進んでいくとき、スムーズに正しい方法で動いていきます。それはアーユルヴェーダから見ると、ヴァータの働きが上手に行われているということです。

つまり、ヴァータが悪化しないためには温かいものを食べることです。冷たいものを食べると胃腸の中の動きが崩れてしまい、よく動きません。動きが正常に行われていないということは、動きを代表しているヴァータのエネルギーが悪くなっている、あるいはますます悪くすることにつながりますから、温かいものを食べることは、ヴァータのコントロールのためにとても重要なことです。

ヴァータの緩和に脂質が役立つことは、すでにお話ししたとおりです。

繰り返すと、ヴァータを緩和するには、消化しやすい、脂質のある、温かい食事をとることです。

夜更しをしない

生理の問題は、仕事をしている若い人の中でも、落ち着いた環境で生活している人よりも、競争の激しい環境で生活をしている人のほうによく見られます。仕事などのためとはいっても、夜更しすることは原則として認められません。夜遅くまで起きていることはヴァータを悪化させますから、悪化させないためには夜早く寝ることを心がける必要があるのです。

生活を規則正しくする

さらに基本的にいうと、起きて寝るまで、一日の生活のいろいろな動きを規則正しくすることはヴァータの働きを整える効果があります。生命に関係している一日のいろいろな出来事、たとえば、起きること、寝ること、食事を取ること、排泄すること、仕事を始めること、仕事を休む時間などを規則正しくします。といっても、一二時になったら箸を手で取って食事を始めるというところまで、軍隊の人のようにしなくてもいいのですが、あまり時間がずれないようにだいたいそれを守ってやっていくことは、体の中のヴァータの働きを整え、コントロールするために役立ちますから、できるだけ心がける必要があります。

考え方を変えて精神力を強くする

もう一つは精神状態です。いろいろな感情を人間は感じるわけですが、心配すること、不安を感じること、感情的に刺激されること、これはすべてヴァータの働きを乱れさせます。ただ一つ怒りだけは、ヴァータではなくてピッタを悪化させますが、その他、悲哀を感じる、恐怖を感じる、不安を感じる、心配する、頭脳労働をしすぎる、といったことはすべて、ヴァータの乱れの原因となりますから、社会人になって世の中でいろいろがんばっている女性は、精神の面からもヴァータが乱れないような生活を心がける必要があります。

ただし、ここで誤解してはいけないことがあります。アーユルヴェーダがそういうことを述べている意味は、すべてをやめて、何も仕事をしないで、田舎へ戻って、たとえば原始時代の人間のように洞窟に入って生活しなさい、ということではもちろんないのです。

精神的にストレスを感じるかどうかは、現代医学的に見ても、アーユルヴェーダの思想から考えても、インド哲学から考えても、本当の原因は、周りからの刺激が強すぎるためというより、その刺激に対して私たちがどう反応しているかにあるということです。

偉い人になるほど、欲求が増え、接触する人の数も増え、問題の数も増え、重要な問題もどんどん目の前に出てくる、そこで、それが上手に処理しきれないでストレスを感じるようになるのです。心配の多い人は、忙しく、重要な仕事をしていて、すごい人と思われるかもしれませんが、本当はそうではなく、問題に対応できる精神力に欠けているということになります。

つまり、心配があるのは、その原因に責任があるのではなく、それを受け取る精神のほうに責任があるということなのです。ストレスがあるのも、原因に責任があるのではなく、受けるほうに責任があるのです。チャレンジをどう見るか、どう受け取るかというところにまちがいがあるために、恐怖を感じる、悲哀を感じる、心配を感じる、その結果、ストレス反応が体の中に起こって病気になると考えられるのです。

たしかに精神の状態はヴァータの悪化につながり、若い人の場合は生理痛や生理不順にも影響します。客観的に分析してみて、もしもそれが原因であったら、自分の考え方や受け取り方を変えて、心を強くしていくか、それが無理ならば、状況を変えるか、どちらか一つを選ばなければなりません。

どうしても急に処理ができないと思うのなら、仕事を変えたり環境を変えたりしてもいいのですが、本当の答えはそうではなくて、その環境にいながら、受け取り方を変えて、自分の心を丈夫にしていくこと、状況を変えることではなくて、自分の考え方を変えることにあります。こうしてヴァータの本当の原因を除くことが、治療の第一歩なのです。アーユルヴェーダの古典には「治療は本当の原因を取り除くことから始まる」とはっきり示されています。

健康的な必要量の食事を取る

具体的にいくつものケースを見て気づいたことは、生理不順になる女性の中に、太ってはいけないと思うためにあまりにも偏ったダイエット・食事を長く続けた方がいることです。そういうことをすると、体に必要な栄養素が作られません。栄養素が作られないと、生理によって体から外へ行くべき血も作られませんから、当然生理不順になるのです。そして、それが痛みを伴うことがあるのです。ですから、第一に、偏食や少なすぎる食事をやめなければいけません。

不適切なダイエットをした若い人の多くが生理不順になっているのです。現代の日本には生理が何カ月もないという女性が相当数います。今の私たちの文明が犯している大きなまちがいの一つは、あまりにも「やせていること=美人」といいすぎていることです。本当はそうではなく、太っていても、やせていても、健康でいて、自分の本来の生まれた特徴を正しく表す。これが本当の美人の条件であるべきなのですが、どうも世の中ではやせこけていて、骨が見えていて、ほっぺたが中にへこんでいると、それが何となくモデルのような美人だというふうにいわれているために、みんなが無理してやせようとして無理にダイエットをする。そうすると結局、体の中の構成要素の量が必要以上に減少しますから、その結果、生理不順になるのです。そして、「要素が減るとヴァータが悪化する」とアーユルヴェーダがいっているように、それで痛みも始まるわけです。

ですから、不規則な生活を整えることとプラス栄養のある、バランスの取れた食事をしなければいけません。バランスの取れたというのは、アーユルヴェーダの考え方では、ビタミンやミネラル類を含んだとは表現せず、いろいろな味を含む自然のもので、その人が長く慣れてきた食事を正しく取るということです。

食事のくわしいことは私の『アーユルヴェーダ健康法』（春秋社）の「食事」のところを見ていただけばわかると思いますが、アーユルヴェーダ的に見て健康的な、栄養になるような食事を必要な量取るのが治療の始まりになるわけです。

ゴマと黒砂糖を混ぜて食べる

次に、アーユルヴェーダの中に、薬もいくつかあげられています。

第一は、黒いゴマ小さじ一杯ぐらいを同量の黒砂糖と混ぜて、よくかんで食べることです。これを一日二回するとヴァータが緩和されますし、また栄養剤にもなるので、生理痛、生理不順に役立つわけです。

しかしゴマの場合、気をつけなければいけないポイントがあります。アーユルヴェーダではゴマはとても大事な食料品ですが、消化しにくいものですから、摂取に気をつけないと、かえっていろいろな病気を招くことがあるのです。たとえば、ゴマの取りすぎで、それが消化されなかったら皮膚病になる、ということもアーユルヴェーダではいっています。それは、なぜかといいますと、ゴマは油の出る穀物です。現代栄養学的に見ても、油が出る穀物、豆類はカロリーが高く、いわば重性の、消化に負担がかかるものですから、食べるときは量に気を使わなければいけません。ナッツ類は全部そうです。ゴマも油が出る穀物ですから、消化にはけっこう負担がかかるもので、アーユルヴェーダではこういう現象を「重性のもの」と呼んでいます。

ゴマは重性のもので、消化されれば健康にとてもいいものですが、消化されるかどうか心配ですから、治療のためにゴマを取るときは、消化力があまりにも弱かったら、まずショウガを取るか、定期的に運動するか、あるいは消化を強めるために毎日少しずつギーを食べることもすすめられます。こういったプロセスによって、消化の火を煽り、ゴマを消化するくらいに消化の力がついてきてから食べることがすすめられます。

今自分の消化の火がどの程度になっているかわからない人は、治療を始めるときに、朝、空腹時に小さじ半分ぐらいのゴマと同量の黒砂糖を混ぜて食べます。食べてから、いつおなかがすくかを観察すれば、消化力がどうかがわかるわけです。消化力の弱い人なら、昼までに全然おなかがすきません。健康な消化力をもっている人なら、食べて一時間もたたないうちに朝食を食べたいなと感じるでしょう。

消化力の強い人なら、量を小さじ一杯まで増やしてもけっこうです。これは栄養剤になり、生理のときに出血される血液が量的にちゃんと作れますし、ヴァータのコントロールにも役立つわけです。

消化力が弱いときは、最初はゴマの服用を一日一回にして、消化力がついてきたら一日二回にするのもいいでしょう。

ハイビスカスの花びらとおかゆ

アーユルヴェーダが認めているもう一つの治療は、ハイビスカスの花びらを三～六グラムぐらい、できたてのおかゆと一緒に食べることです。これも一日二回食べると生理を整える機能があります。

長コショウ

次の治療法として使えるものに長コショウがあります。これを英語ではロング・ペパーといいます。言葉どおり、日本語では「長コショウ」ですが、長コショウの粉末小さじ一杯を黒砂糖五グラムから一〇グラムぐらいをまぜたものを一日二回取ることも治療として有効です。

三辛とアサフォテイダ

長コショウとコショウとショウガを同量まぜたものを「三辛」といいますが、三辛の粉を小さじくらい取ります。そして、「アサフォティダ（和名アギ）」といって、きつい匂いのある草から取れるガムですが、それをひとつまみくらいギーの中に入れてちょっと炒って、三辛と混ぜ、黒ゴマを小さじ一杯くらい加えたものを食べることが生理不順と痛みに効果があります。

アサフォティダは少量だけ取るべきものですが、ヴァータを緩和する働きで有名です。インド料理の調味料を売っている雑貨店で簡単に手に入ります。もともと樹脂ですが、粉になっているものもあります。

アサフォティダは、たくさん食べると温性が強すぎて健康によくありません。ひとつまみくらい、それもそのままではなくて、ギーの中に入れて炒ります。ギーの作り方がわからない人は、バターの中に入れて、ちょっと炒ってもかまいません。三辛にまぜて、黒ゴマと一緒に食べます。黒ゴマの量はだいたい小さじ一杯ぐらいでけっこうです。これを一日二回ぐらい取ることは、痛みを治して、不順を整える働きがあります。

アロエ・ジュース

もう一つ生理を整える薬は、これも最近健康食としてブームになっているものですが、アロエ・ジュースです。アロエは、アーユルヴェーダの中でも「クマーリー」という名前で呼ばれていて、有名な植物です。この葉っぱから取ったジュースは市販されていますから、一五ＣＣから二五ＣＣくらいのアロエ・ジュースに、ちょっとショウガの粉末を振りかけて、一日二回飲みます。これもいい治療になります。

消化力に合った量

前述したすべてのスパイスや薬の量ですが、アーユルヴェーダでは現代医学とは違って、体がどのくらい大きいか、年齢がどのくらいかによって決めるよりも、その人の消化力によって決めます。消化力の強い人は少し多めにとってかまいませんし、消化の弱い人は少し少なめにとることとです。アロエ・ジュースの場合も、消化力の強い人は二五CCまではかまいませんが、弱い人は一五CCです。しかし、個人的に健康法としてやる場合で飲みすぎが心配な人、あるいは敏感な人は、最初はほんの少量から始めて、毎日少しずつ増やしていって、示した量まで何も問題なく飲めるようになったら、それを続けるというのがいいでしょう。

十分な休養を取る

以上のように生理の問題にはいくつかの薬も使えるわけですが、根本的な原因の一つとして休養の不足がありますから、適切な休養を取る必要があります。

アーユルヴェーダから見ますと、生理中は女性はなるべく肉体的、精神的、そして性的にも休まなければならないのです。今の文化では、生理中でもいつものように仕事をして、会社勤めの人なら精神的なストレスや心配もあり、場合によっては性的にも刺激を受けたりする人がいます。しかしアーユルヴェーダでは、生理のあいだは、あまり体を使いすぎることもいけないし、精神的にあまり考えるとか、頭脳労働をすることも認めませんし、性行為は一切許されていません。肉体的、精神的、性的に、完全に休まなければいけません。休まないでいると、次の生理のときに問題が現れ、結局、生理不順や生理痛になるのです。ですから生理中になるべく休むことは大事なポイントなのです。

アーユルヴェーダによれば、十分な休養は、生理中の痛みを緩和するためだけではなく、不妊症の治療にも非常に大事だとされています。最近は先進国の中に不妊症の女性がそうとう増えています。男性のほうに問題はないのに、性交渉を始めて時間がたっても、どうしても妊娠できない女性がけっこういるのです。そういった女性の生理の出方や生理歴を聞くと、生理不順があったり、生理痛があったりします。アーユルヴェーダからいうと、妊娠を望む女性は生理中には休まなければいけないのです。しかも、肉体的、精神的、そして性的、三つの面すべてについて休む必要があるのです。生理中どういった摂生が認められ、どういったまちがいが生まれてくる子孫に悪影響を及ぼすかの説明があります。もっと知りたい方は『アーユルヴェーダ式育児学』（春秋社）を参考にして下さい。

このように、生理不順、生理痛、不妊症の人には、生理のときに休むことは非常に大切なことで、無視してはいけないことだと思います。それを無視しているために、いま工業化された社会では、次第に生理不順、生理痛、不妊症が多くなっているのではないかと思います。

ホルモン剤はすすめられない

最後にホルモン剤のことにふれておきます。

なぜ生理が現れないのか、なぜ筋肉の収縮が激しくなり、神経が刺激されて、痛みを感じるようになるかという原因を明らかにしないまま、ただ痛みを止めたり、生理自体をとめるためにホルモン剤を打つことが行われますが、アーユルヴェーダから見ると、これはあまりすすめられる治療ではありません。それでは、表面的には解決されても、体の状態が崩れた原因は根本的に何も解決されていないのです。原因に対して何もやらないで、検査してみるとホルモンの分泌がたりないから、外から人工的なホルモンを補充する、人工的でないとしても、外から注射によって補給するということはいいことではありません。

ホルモン剤は、使うとすぐ効果が出てきますが、同時に副作用もあり、長期的に見ると健康によくない結果もいろいろありますから、治療を行うときは注意が必要なのです。

その人の体がなぜホルモンをちゃんと分泌しないのか、なぜ量がたりないのかというと、アーユルヴェーダから見ると生命エネルギーの働きのバランスが崩れているからです。そうだとすると、そのバランスを整えるような、より自然な療法を行わなければならないのです。ですから、一時的に解決しようとすることを認めません。

第5章　排尿障害・頻尿・尿失禁とその治療法

一　排尿障害

尿は水分と老廃物の排泄機能

古代の医学とはいえ、アーユルヴェーダには泌尿器科の解剖学的な説明があります。とくに膀胱と尿管の解剖学的な説明がありますし、機能的には腎臓の働きもはっきり説明しています。アーユルヴェーダは、生理学的にいうと主に三つの老廃物が体の中に定期的に生成されて排泄される、そして老廃物を作ることと、それが定期的に正しく排泄されることが健康に関係すると説明しています。その中で、水分を体から外へ運ぶ機能、排出する機能が尿の働きだといっています。つまり、体の中の水分を外へ出すことが排尿の機能であり、それに伴って老廃物が正しく体から外へ出るということが排泄の大事な要素です。

「排尿障害」とは、正常な排泄機能の乱れを示すわけですが、尿は単に水分だけではなく老廃物を排泄することですから、排尿障害になると、体の中の水分の排泄が乱れるだけではなく、代謝過程で発生した老廃物の排泄がよく行われないことになります。そのためこの症状が現れたら、しっかり治療しなければいけません。尿は出すぎてもよくないのですが、よく出ないことも健康的には問題になるわけです。

まず二次的な症状かどうかをたしかめる

アーユルヴェーダの中にはたくさんの病気の説明がありますが、その中で排尿障害が他の病気の症状としてあげられています。いわば併発病、または合併症ですが、そういう場合、アーユルヴェーダでは排尿障害は二次的な症状で、一次的にはほかに何か病気が関係している場合は、治療としては一次的な病気の治療をしなければならないといわれています。

毎日の生活の中で尿の出が悪くなったら、放っておかないで、まず専門の医者に診てもらって、ほかの何か重い病気の兆候ではないかどうかを確認しなければいけません。ほかの病気があって二次的に排尿障害という症状が出たときは、もとの病気の治療が大事なのです。これはアーユルヴェーダがすべての合併症や併発病に関していっている普遍的な考え方で、合併症の場合はもとの病気の治療が重要であるということです。例外もあるわけですが、もとの病気より合併症のほうが命にかかわるようである場合は、まず合併症の治療をして、その後、もとの病気の治療を考えます。

ほかに病気がなくて、ただ尿の出が悪いという人、あるいは尿の出が悪くて、いろいろ調べてみても何の異常もないという結論が出たときは、アーユルヴェーダの健康法による排尿障害の治療に努めるのがよいと思います。

排尿障害の原因

排尿機能を司っているのはヴァータ・ドーシャであり、排尿障害は特にそのサブ・ドーシャのアパーナ・ヴァータの乱れが原因だと考えられます。アパーナ・ヴァータの乱れの原因は、排尿の衝動を抑えることです。そのほかに水、とくに冷たい水の取りすぎ、逆に一日の間に十分水分を取らないことも、泌尿器の疾患につながります。さらに、酸味の取りすぎ、あるいは乾燥したあまり水気のない食べ物、過剰な塩分、野菜の中の葉っぱ類の取りすぎ、これらが食生活の上での排尿障害の原因と見られています。全体としては、生活の乱れ、不規則な生活、あるいは感情の乱れで心配すること、あるいは行動の上では過度に移動することなども原因としてあげられています。

そこで、まちがえた生活を直すのが治療の大事な一部分になります。自分が上記の生活のまちがいのどれかをしていることに気がついたら、まずそれを徐々に正すのがいちばん大事なことになります。

食事の改善

尿の出をよくするには、食事の上では、肉や魚類のたんぱくを減らすことをすすめています。積極的に取ったほうがいい食事としては、大麦とか、小麦とか、あるいは特に古米を取ることがすすめられます。

野菜の中では水気の多いウリ科の野菜を食べることが、古来から泌尿器の疾患の治療としてすすめられています。水気の多い野菜がいいのですが、一つだけ注意したいことは、トマトの摂取はあまり泌尿器にはよくないとされています。これは古典の教えではなくて、現代のアーユルヴェーダ専門家の意見ですが、トマトを一年中毎日取る人の場合は、排尿機能が乱れて尿路結石になる心配さえあるようです。

キュウリなどのウリ科の野菜を治療として使うときは、タネをつぶして、煎じて飲むことをすすめます。最近は、きれいなキュウリを出荷したいということで研究して、自然の知恵を壊して、タネのないキュウリが売られていますが、ちゃんとタネのあるウリ科の野菜が手に入った場合は、野菜を食べるだけではなく、タネを少しつぶして、水を加えて煎じて、こして飲むことがすすめられます。

今日本のスーパーで買うキュウリにはタネがありません。私が子どものときから食べてきたキュウリはタネがありましたし、今でもインドで売っているふつうのキュウリにはタネがあります。日本ではきれいなサラダ用の細長いキュウリを、研究してわざと自然の知恵を壊して作っているわけですが、これは長期的に見ると人間の健康にいいかどうか、非常に心配です。本当は自然のままの野菜を栽培して、収穫して、その後で出来の良し悪しを判断することがいいと思います。

ナツメヤシ

排尿障害に役立つ食べ物としてアーユルヴェーダがすすめているのは、ナツメヤシです。ナツメヤシはドライ・フルーツとして食べることもできますが、どちらかというと熟した生のものを食べることがいちばんすすめられます。

アロエ・ジュース

そのほか、役に立つ治療法はアロエ・ジュースを飲むことです。アロエ・ジュースは泌尿器の機能をよくする働きがあり、特に尿の出が悪い、あるいは頻繁に少量しか出ないという症状を感じているときは、だいたい二〇CCを一日二回ほど飲むことがすすめられます。

コリアンダー

治療に使えるものとして、インド料理などに使うスパイスとして有名なものにコリアンダーがあります。これはタネのように見えますが、実は果実です。そのままでも販売されていますが、つぶして粉にされたものもスパイスとして販売されています。スパイスといっても辛いものではなく、香辛料の匂いのする、とてもやさしい味のタネです。このコリアンダーの粉末を小さじ半分くらい、六〇CCくらいのお湯に入れて、二、三分そのまま置いてから飲むと、とてもいい利尿剤の効能があります。

特に暑い時期など、体が温まりすぎて、尿が濃く少量が黄色くなって出るという人は、冷たいビールをたくさん飲んで排尿するといいと考えるかもしれませんが、本当はアルコールの入っている飲料ではなく、とても健康にいいコリアンダー水、あるいはコリアンダー・ハーブティーを一回六〇CCの量で一日に何回か、頻繁に飲むことがすすめられます。このコリアンダー入りのハーブ・ティーは、健康人だけではなく、体の中に熱が上がってきたとき、文字どおり熱病の場合でも使えますし、そこまでいかなくても体が熱く感じるときなどに飲むこともすすめられます。かといって体を冷やして冷え性などの病気を起こすことはありません。

コリアンダーというスパイスの特徴は、どの人にでも、どの時期にでもすすめられるもので、体の中の生命エネルギーのバランスを保つ優れたスパイスと分類されています。日本でも簡単に手に入るスパイスですから、コリアンダーの摂取は泌尿器の病気のときにいちばんにすすめられます。特に尿の出が少ない、あるいは頻繁に少量出るという症状のときはもっともすすめられます。

コリアンダーは、体内経路の閉塞をなくし、膀胱を浄化する作用があると薬草学の古典に記載されています。さらに喉の乾きを治し、痔で悩む人にも適していると書かれています。目の健康をよくする働きも有名で、幼児にも使えるようなやさしいハーブです。渋いお茶を飲むよりは、コリアンダー茶を飲んでみてはいかがでしょうか。

自然な水を飲む

次は、私たちが毎日飲んでいる水です。インド思想では水の中にはプラーナという生命を養うエネルギーが入っていると考えています。ですから、消毒のためにカルキなどの化学物質を加えた水を飲むことは健康によくありません。化学製品によって加工された水、または蒸留水は、化学的にはきれいだと認められても、その中の生命を養うエネルギー＝プラーナが奪われていると考えられますから、消毒された水も健康にはあまりすすめられないわけです。もちろん清潔な水でなければなりませんが、そのためには水を熱するまたは沸騰させるといった自然的な処理法は古典で認められています。白湯を飲む習慣のある人は、自分はプラーナが奪われた水を飲んでいるのかという心配をする必要はありません。このように、自然の水を飲むことがいちばんすすめられるわけです。化学的に処理されていない、そしてアルミのような金属性の危険物がない、そのうえに味がおいしいという理由で、最近はミネラル・ウォーターの摂取が非常に増えています。そういう水でしたら、その中にプラーナのエネルギーが十分入っていると考えていいでしょう。ミネラル・ウォーターの名前で似せものが市販されているようで、健康水と広告されるインチキ臭いものもしばしば市場に出回っていますから、よく調べて決めることが大事です。

朝常温の水を飲む

毎日の生活の中でできる一つの健康法は、銅のコップの中に入れて一晩おいた常温の水を、朝起きて飲むことです。これは排便と排尿のどちらの機能にも役立ちますが、長期的に飲む習慣をつけると若返りの効果まで現れる、と数千年前に書かれた原典に記載されています。これは水だけでなく、入れ物の質も関係しますから、銅のコップに入れて一晩おいてください。冷蔵庫で冷やした水はすすめられません。常温で貯蔵したものを、朝起きたときに飲むのがいいのです。あまり症状が激しいときは、前の日にコップに小さじ半分くらいのコリアンダーの粉末を入れておき、翌日かき混ぜて一緒に飲むこともいいでしょう。

サトウキビ

排尿機能をよくする一つの薬草としては、サトウキビがあげられます。サトウキビは一般には食料品と考えられていますが、アーユルヴェーダでは排尿機能を高める薬草としても認められています。またサトウキビから作られた糖類も排尿障害の治療に使えます。しかし、最近私たちが使っている精白砂糖はすすめられません。先ほどのキュウリと同じように、自然の知恵をあまりにも壊したかたちで使われていますから、精白砂糖の摂取はすすめられないのです。インドでは古代から黒砂糖が使われています。これはサトウキビの汁を熱し、精白・精製をしないで、自然に近い状態で作って摂取していたわけです。こうしたサトウキビから取った黒砂糖の摂取は、排尿障害の方にすすめられます。

シラージャトゥ

古典の中に排尿障害によく効く優れた薬が取り上げられています。これは日本では今、購入はちょっと難しいかもしれませんが、あまりにも有名な薬で、その効き目もよく証明されていますので、名前だけ紹介しておきますと、「シラージャトゥ」といいます。これは簡単にいうと、鉱物性で、アスファルトのようなものです。もちろん道路の舗装に使うアスファルトではなく、薬として服用できるものです。シラージャトゥは、泌尿器のいろいろな疾患によく効く薬で、尿路結石を分解して排泄する機能まであります。これは、さまざまなタイプの排尿障害に使えますし、排尿障害が他の病気の症状として出た場合にも使える薬です。たとえば一次的に重病があって、その二次的な症状として排尿障害が現れたとしても、ほかの食事生活上の治療とは違って、シラージャトゥだけは本格的な治療薬として使えるわけです。臨床的に広く使われてきた薬で、今でもインド亜大陸では広く使われています。

2 頻尿

「頻尿」とは、いうまでもなく頻繁に排尿することですが、これもいろいろな病気の症状として現れている可能性があります。たとえば糖尿病ですが、検査を受けていないとき、最初は、頻繁に排尿すること、人によってはのどがかわいて飲み物をよくとるという軽い自覚症状しか感じないものです。しかし検査してみると糖尿病になっていることがわかるというケースもかなりあります。

特に頻尿病などではなく、たいした異常もないのに、頻繁に排尿したいと感じる人で、尿の量が少ないという感じではなく、単に回数が多いことが気になるという場合、アーユルヴェーダでは、泌尿器が弱いのでそういう症状が起こると解釈されます。

誰でも経験したことがあるように、精神的な緊張とか興奮状態のとき、尿意や便意を催すことがありますが、頻尿で悩んでいる人の場合、第一にいえることは、性格的にはあまりにも敏感で、緊張・興奮しやすいということです。

まとめていいますと、はっきりとした病気ではない頻尿には、主に二つの原因が考えられるわけです。一つは、感情の面でいろいろな心配事があったり、あるいは精神的に敏感であるために頻尿になることです。もう一つは、生まれたときから泌尿器が弱く、長く尿が体にたまらないために、たびたび排尿したくなることです。

精神的に敏感なタイプの人が緊張のために頻尿に悩むという場合は、感情の面で精神力をつけるような生活をする必要があります。いちばんすすめられるのはヨーガです。ヨーガというのは、いろいろな簡単なポーズをすることと、呼吸のコントロールをすることです。これは体の中のバランスを取り戻し、精神を丈夫にする機能があるのです。

内蔵が弱い、あるいは泌尿器が弱くて力がないという場合は、アーユルヴェーダでは、泌尿器に特別力をつけてくれるものとして、ゴマ、とくに黒ゴマをすすめます。小さじ一杯くらいの黒ゴマを同量の小さじ一杯くらいの黒砂糖と一緒によく噛んで食べることを長くやっていくと、泌尿器の力がついてきます。おねしょをする子どもとか、あるいは女性の中によく見られるわけですが、排尿に問題のある方で、もしも体が弱いと思ったら、ゴマの摂取がすすめられます。

場合によっては、体が弱くてかつ精神の面でも敏感というふうに、二つの問題が複合している人も見られるわけです。そういう場合は、精神を丈夫にするために、ヨーガや瞑想といった方法をやってみるとともに、肉体的には、弱い器官を丈夫にするためにゴマを黒砂糖と一緒に取ることがすすめられます。

ただし注意しなければいけないことは、ゴマは健康にとてもいいもので、さまざまないい働きがあるのですが、消化に負担がかかるものですから、まず消化力が十分あることをたしかめてから取らなければならないということです。具体的にいうと、たとえば朝、空腹のときにゴマを黒砂糖と一緒に食べて、一時間ほど何も食べないとか、あるいはゴマと黒砂糖を食べる療法をやっているときは、そのほかに油の入っているもの、肉類、あるいはナッツ類などの消化重性のものをあまりたくさん食べないことです。そうすると消化に負担のかかる重性のゴマを食べても、全体として一日の間に重いものを取りすぎたことにはならず、健康上べつに何も問題は発生しません。ゴマの誤った摂取は胃腸の中に未消化物を発生させたり、その未消化物が便秘の原因になったり、寄生虫による病気を起こしたり、人によっては皮膚病につながる心配もありますから、そういう問題が起こらないように注意して摂取していただきたいと思います。

ゴマは泌尿器だけではなく、ほかにもいろいろないい効果があります。美容的な効果としては、ゴマを摂取すると髪の毛が黒くなります。また視力もよくなります。しかし繰り返しますが、摂取するとき消化に負担がかからないよう心がけてください。

3　尿失禁

もう一つ排尿に関わる問題として、「尿失禁」について考えますと、自分でわからないで尿がもれるということは、アーユルヴェーダから見ますと、一つは膀胱にちゃんと尿をためておく力がないということです。老化、あるいはほかの何かの原因で筋肉に弾力がなくなり、尿がもれるのです。

もう一つは、膀胱と精神との間のつながりに問題があるということです。言い換えると神経の働きが弱まっていることを指します。尿が作られ、膀胱の中に蓄積していくわけですが、ある時期まではちゃんと保って、出る前には意識的にそれを感じて、その後で外へ出さなければいけないわけですが、それがうまくいっていないのです。

そのような原因として、肉体と神経を通した精神との間のバランス、あるいはつながりがうまくいっていないということと、肉体的に筋肉に力がないという両方のことが考えられますので、それらの治療には、全体として泌尿器の老化を予防するような、あるいは積極的に筋肉に力をつけてくれるような治療法がすすめられるわけです。

具体的に取るものとしては黒ゴマがすすめられますが、その他、体と精神との間のバランス、膀胱と大脳との間の神経のつながり、それを感じる信号、それを正しくコントロールして、意思で排泄するというプロセスが上手にできるために、心身のバランスを取り戻しレベルアップする方法としてヨーガや呼吸法がすすめられます。特に下腹部の泌尿器や生殖器を丈夫にするようなポーズ、そして一般的にはその他の体の部位の健康状態をよくするようなポーズも含め、無理しないで継続的に練習することが治療としてすすめられます。

第6章　偏頭痛とその治療法

偏頭痛の二つのタイプ

この頭痛の特徴は、アーユルヴェーダでは次のように述べられています。「針で刺すような痛みとか、頭が割れそうな痛みとか、あるいは焼けるような灼熱感を感じるといった痛みを伴う。そして、この痛みは特に頭の半分に現れる。額、あるいはこめかみ、耳、目、まぶた、眉毛のところによく痛みを感じる」。このような痛みを「偏頭痛」といいますが、これは数千年前から一つの疾病として人間を悩ませてきたわけです。

その原因として、大きく考えると二種類あることをアーユルヴェーダは認めています。一つは、緊張、疲れ、不規則な生活です。活動することと休むことが不規則になっている人、そして便秘などが原因で偏頭痛が起きる人です。もう一種類は、消化に異常があって、特に胸焼けを感じるとか、あるいは酸味ある酸っぱいげっぷが出るとか、のどがかわくといった症状、プラス強い太陽の光、あるいは強い光の刺激で発生するというタイプです。

前者はヴァータ性の偏頭痛、後者はピッタが強い偏頭痛と見られています。実際には、どちらか単独の原因で頭痛になるタイプの人と複合タイプの原因でなる人がいるでしょう。ピッタ性の頭痛の場合は焼ける感じがよくあり、ヴァータ性の偏頭痛ですと、痛みがあまりにも強くて、気分が落ち込んだり、安定しないという症状が出ることが多いのです。

ライフスタイルを正す

この問題の治療・対策としては、生活の質をよくする、あるいは生活法を直すことが始めです。活動することと休むことのリズムを守ることが大事です。そして、あまり夜更ししないで、一日の間に十分な休息を取ることが大事です。

精神的に緊張するタイプ、あまりにも心配するタイプの人は、その原因をよく分析してみて、それを上手に解決できるように自分の考え方を変えたり、あるいは環境との接触を上手にしていくことが治療にいちばんよいことです。

食事とも関係があるわけですが、辛い、刺激の強いものを取りすぎることはよくありません。塩辛いものとか、ピリッとしている辛さのものが好きで、それを食べている人は、もし取りすぎであった場合は少し控えておく必要があります。嗜好品のなかのコーヒーの取りすぎ、タバコの吸いすぎ、酒の飲みすぎは言葉どおりに頭痛のタネになります。休息をよく取っていない人は十分睡眠を取ることがすすめられますが、便秘があって、それが原因で偏頭痛を感じている人は、もともとの便秘を治すことを心がけなければいけません。テレビまたはビデオ画面の見すぎもよくありません。

ギーを鼻腔に入れる

偏頭痛の場合、アーユルヴェーダならではの独特の治療があります。それは何かといいますと、「経鼻法《けいびほう》」といい、主に点鼻を行う治療法です。材料としてはギーをすすめます。

ギーは、前にもいいましたが、無塩バターを温めて溶かして、水分がなくなって、透明な油になった時点で火を消して作る、いわばバター・オイルのことです。これは常温で固まってしまいますけれども、そういう場合は湯せんで少し溶かします。

そのギーを二滴ずつ左右の鼻孔に入れて、それをゆっくり吸い込みます。まっすぐに座った姿勢で入れようとするとうまく入らないので、そういう場合は横になって、あるいは座って頭を少しそらして、それから右と左の鼻の粘膜に二滴ずつギーを入れます。最初、右のほうに入れたら、片方の鼻孔を少し押さえて、入れたほうからゆっくり息を吸い込みます。そうすると息とともにギーもゆっくり中に入ります。次に逆に右の鼻孔を押さえて、左の鼻孔に二滴入れて、ゆっくり吸い込みます。そうするとギーが鼻の中にどんどん入っていくわけです。二滴のところ、誤って三滴落ちてしまっても、まったく心配ありません。長い経験からいいますと、二滴が適量ということです。

二滴ずつ入れてから少し時間がたつと、人によってはギーがだんだんしみこんで、口の中の唾液の分泌が刺激されます。そこで少し脂っぽい匂いや味を感じることもありますが、そういうときは分泌された唾液を飲み込まないで、ちゃんと吐き出してください。それは、アーユルヴェーダでは、その唾液には老廃物が含まれていると考えるからです。五分から一〇分くらい経過したら、気持ちのよいお白湯で二、三回うがいをしてください。

このギーによる鼻の健康法は、簡単なように見えますが、一日一回、ひどいときには一日に二回、ずっと続けていくと、とても有効な偏頭痛の治療法になります。アーユルヴェーダでは、ギーはヴァータとピッタどちらにも効く有意な薬とされていますから、ギーを使用することは偏頭痛の患者さんすべてに役に立つにちがいありません。

この方法は毎日の健康法として、鼻の健康を保つために健康人にもすすめられますが、それだけではなく、いろいろな病気の場合にも使える健康法です。偏頭痛以外の頭痛にも効きますので、ぜひやってみるべきものです。偏頭痛の場合は、ギーを使い、その他の目的で使用するときは、鼻専用の薬草入りの油を使うことがすすめられます。詳しくは巻末の付録を参照して下さい。

ギーでひたいをマッサージする

外薬として、同じギーを指先に少し取って、ひたいをマッサージすることもすすめられます。これも偏頭痛のときの治療として用いられます。

まとめ

しかし何といっても、頭痛を感じることは精神に深く関係があります。困った問題を「頭痛のタネ」というぐらいですから、たびたび頭痛で悩んでいる人は精神的に自分を治すような生活方法を考えて、取り入れる必要があります。それとともに肉体的な治療を行いたい場合はギーを滴下する治療がすすめられるわけです。そして、先ほど病気の原因に関係すると述べたライフスタイルの間違いを直すことは、何といっても治療の基本です。

第7章　肌荒れとその治療法

肌荒れは生まれつきの体質

「肌荒れ」はアーユルヴェーダにも出ていますが、一つの病気としてではなく、生れつきの体質の特徴として出てきます。

アーユルヴェーダの考え方では、受精のとき、もとの精子と卵子の性質によって、生まれてくる新しい生命にはいくつかの特徴が現れるとされています。この特徴は生来の体質といわれており、これは生命エネルギーの働きに関係しています。人によって、ヴァータの特徴が強い、もう一つの生命エネルギーであるピッタの特徴が強い、または三番目の生命エネルギーであるカファの特徴が強いということが見られるわけです。

一回新しい生命が誕生するときに決まったことは、そのまま一生続きます。ただ、一つの生命エネルギーでも、それが表す特徴は変わる可能性があります。たくさんの特徴の中で、健康管理に努めるとよい特徴が出ますし、健康管理に気を使わないと悪い特徴が出ます。日本でいう「アレルギー体質」とか、「鼻炎体質」といった考え方ではなく、アーユルヴェーダでは生れつき根本的に人間がもっている特質を「体質」というのです。

運動エネルギーのヴァータには、不規則、不安定、軽い、早いという性質があります。その体質の影響を受けている、ヴァータの働きが優勢な人の場合は、生活動作が早い、話し方や食べ方が素早いという特徴が現れます。不規則、不安定という質がありますから、生活の仕方も不規則になりがちです。不安定ですから、精神の状態もなかなか落ち着かない、安定しない、不安を感じやすいタイプになりがちです。

また、ヴァータには冷たいという質もありますから、その影響を受けると、冷たい環境は苦手で、いつも暑い環境を好むということがあるわけです。冷たい性質のもう一つの現れ方として、体のあちこちに痛みを感じやすいということもあります。ヴァータの軽いという質の影響で、どちらかというと軽くて不安定な歩き方、動作、食べ方という特徴が現れます。

そして、ヴァータという生命エネルギーのもう一つの特徴が、乾燥しているということです。それによって体が乾燥していて、声がかすれていて、寝付きが悪いという症状が見られます。

そのように、冷たくて乾燥しているというのがヴァータの特徴ですから、ヴァータの働きが優勢な人は、肌が乾燥していて、肌荒れがよく見られるわけです。生まれたときからそういう体質の人は、皮膚にはあまり脂肪がないし、表面も脂肪に欠けています。こうした特徴が、すでにアーユルヴェーダの数千年前に体系的に書かれた本にも出ていることには感心させられます。

具体的にいいますと、ヴァータ体質の人は特に夏よりも冬の寒い時期になると乾燥がもっとひどくなって、ひび割れが現れたり、肌荒れのせいで皮膚の上に爪や指で線を引くと、そこが真っ白くなったり、場合によってはくちびるなどにもひび割れが現れたりするわけです。もっとそれが進むと、人によってはかゆくなることもあります。こういった症状は結局、ヴァータが優勢な体質の人に現れる症状です。

体質は生まれたときに決まっているとアーユルヴェーダは考えており、その体質は一生変わらないものであるというのですが、かといって、ヴァータ体質の人は一生肌荒れで悩まなければいけないというわけではありません。

前に述べたように、まず、その生命は生まれつきどういった特徴をもっているのかを見て、それから、その中のよくない部分を上手に乗り越えることが体質を知ることの本当の意味です。肌荒れの治療も体質を知った上で上手にできますから、適切な治療を心がけると実際に肌荒れの問題はなくなります。

油性を取り入れる

まず、肌荒れは冷たい環境で起こるものですから、冬に入る少し前から対策に心がける必要があります。簡単ですが重要な概念をここで紹介しておくと、アーユルヴェーダでは同じ質のものが増加の原因となる、反対の質のものは減退の結果となるといいます。たとえば乾燥している性質がある人は、乾燥した時期になるともっと結果が強くなっていきます。その場合は、乾燥質の反対の湿潤性、あるいはカサカサしている油気のない乾燥の場合は、油性、油の入っている性質をとり入れると乾燥質が治るわけです。

ヴァータ体質の人で、ひび割れ、あるいは肌荒れで困っている人の治療としてアーユルヴェーダがすすめているのは、全身に油マッサージを行うことです。手のひらに油を取って、それを手のひらでのばして、まんべんなく全身に塗るわけです。この治療法を、肌あれがひどくなる時期の少し前から始めておくと、いままではいつも肌あれで悩んでいた人も、不思議なぐらい肌荒れの心配がなくなります（油マッサージの詳しい説明は巻末の付録を参照して下さい）。

適量の脂肪を取る

けれども、外から塗ることだけではなく、食事の内容も考えなければなりません。食事の中に脂肪質のものが欠けている人は、少し補う必要があります。もちろん脂肪の取りすぎは健康によくないのですが、まったく脂肪を取らないことも同様に健康に害を与えるのです。毎日必要な量の脂肪を取ることは健康維持に欠かせないことを知っていただきたいものです。かといって、センベイ、ポテトチップのようなあまり健康によくない揚げ物に入っている油で一日の必要量の脂肪がとれたと思うことは間違いです。なぜかというと、そういう脂肪は健康に害を与えるからです。

食事の中で脂肪を取るには、一日二回、大さじ一杯のギーを取ることをアーユルヴェーダではいちばんすすめます。ギーをすすめるのはなぜかといいますと、油の種類の中でギーだけがもっともよく代謝される脂質だからです。

脂肪は三大栄養素の一つで、体の中に入って、エネルギーとして使われるわけですが、たくさんの種類があります。主に動物性と植物性の二種類に分類されますが、一時は植物性の油だけがいいとされていましたが、最近は動物性の脂も必要だということになり、今では半分動物性、半分植物性の脂肪をとるようにというようになりました。しかしアーユルヴェーダでは、ほかの動物性の脂をあまりすすめない場合も、ギーだけを特別に扱って、毎日脂類を摂取するにはギーを使うべきだとしています。

その理由は簡単な実験で示すことができます。いろいろな油を使って、その中に芯を入れて、火をつけて、あかりを作ってみるのです。ほかのゴマ油とか、ナタネ油とか、オリーブ・オイルとか、サラダ油などの炎の形と、ギーの炎の形を比べてみますと、ギーがもっともきれいに燃えることに気がつきます。

私の考えでは、私たちは脂をエネルギーとして取り、それが体の中に入り、代謝過程を経て、エネルギーとして用いられるわけですが、エネルギーに変わるとき、ほかの油はどうしても代謝産物として不純なものが少しは発生しますが、ギーは代謝過程で一切代謝産物あるいは不純物が発生しないのではないか、と思うのです。そのことは、外界で簡単なあかりを作って、それがどのように燃えるかという実験でたしかめてみることができるわけです。

日本はギーを取る文化に慣れていませんが、バターはけっこう消費されており、バターの使い方には慣れている国ですから、そのバターをちょっと温めて、工夫してギーをつくり、ギーを食用油として使うようにしていただくと、肌荒れの治療につながると思います。

実際にこれを実行して肌荒れの問題を完全に解決した人が大勢います。特に冬の時期になると、くちびるがひび割れたり、体全体にかさかさ質が増えて悩む人は、寒くなり始めたときにギーを摂取してみると、驚くような効果が実感できると思います。

ゴマ油マッサージ

肌荒れには、脂を取り入れるだけでなく、油マッサージで外に油を塗ることも有効な方法です。その場合は、ギーよりもゴマ油の使用をアーユルヴェーダはすすめています。ゴマ油をまんべんなく全身に気持ちよく塗り、その後で体をしばらく温める必要がありますから、シャワーを浴びて温めます。最後に油を取るためには、長くシャワーを浴びた後なら、そのままタオルで拭き取ると油はほとんど取れます。少し残って気になるようでしたら、その場合はボディ・シャンプーや石けんを使わず、天然のものを用いて油を落としてください。例えば、米ぬか、またはきな粉を少し水に溶かして混ぜ、泥のようにして、それを手のひらで体にのばし、油をこすりとることがいちばんすすめられます。

石けんには化学製品の洗剤が入っていますから、それが体の目に見えない細かい毛のところの脂まで取り出します。そのために皮膚がよく乾燥しますし、そうなるとまたしわが出やすくなるのです。そして、かゆく感じたり、あるいは肌荒れの心配が現れたりしますので、油を塗ることに加えて、その油を石けんを使わないで、米ぬかや大豆の粉で洗い落とすことが大事です。毎日油マッサージ健康法をやっている人が、たまにあまり刺激の強くない石けんを使って、皮膚の表面をきれいにすることは問題ありません。けれども、毎日のように強力な化学性洗剤の入っているものを使うことはいけません。

特に顔の肌荒れは女性にとって大きな問題ですが、そういう方は、家へ帰ってきたとき、ゆっくり顔に美肌用のアーユルヴェーダ薬草オイルを塗って一時間ほど置いて、その後で気持ちのよい温度のおしぼりで拭き取るといいでしょう。夕方うちへ帰ってからそういうことをやって、朝出かけるときは、もしやむをえなければ、油を完全に落とすために従来のローションや洗剤で顔を洗ってもけっこうです。そうしないと化粧がつかないという心配があるかもしれません。そして、また帰ってきたら化粧を全部落として、きれいに顔に油を塗ることが大事です。

油を塗ることは大事なのですが、市販されている油質の入っている化粧品はあまりすすめられません。その理由はさまざまですが、その中に鉱物性の油が入っているかもしれませんし、ほかにもいろいろな化学物質が入っていることは否定できませんので、それよりは天然の油を塗ることがいちばんすすめられます。顔にはゴマ油、あるいはギーも使えるのですが、全身にはギーではなくゴマ油を使うほうがいいでしょう。ギーを使ってはいけないというわけではないのですが、ギーよりもゴマ油のほうがすすめられます。

今は、アーユルヴェーダがすすめる貴重な薬草を入れたマッサージ用・化粧用油も入手できますし、そのほうが単なるゴマ油よりも効果が高いでしょう。

この方法を一週間やってみると、いままで強く悩んできた問題があっという間に治ることに誰でも気がつきます。

体質を生かす

ヴァータ体質の人は、ヴァータのお陰であまり太らないとか、やせているとか、いつも活発であるとか、生活動作が素早くて、何でも物事が早くできるという長所があると同時に、あちこち痛みを感じやすい、あるいは肌荒れになりやすいとか、便秘になりがちとか、なかなか寝られない、寝つきが悪いという短所もあります。アーユルヴェーダの体質論の本当の応用の価値は、自分は実際どういう特徴を受けて生まれているかをよく理解して、そのよい部分を生かし、よくない部分は上手な対処法によってそれに勝つことなのです。

肌荒れも、病気ではなくて、ヴァータ体質の特徴であり、ヴァータが強くなっているためですから、そのヴァータにいちばん効き、肌に直接治療となる油マッサージをやると、驚くほど短期間に治ることは確実です。

第8章　肥満とその治療法

健康な小太りと肥満は違う

肥満も健康問題として女性の方がいちばん気にする問題です。

私も日本に来てから、アーユルヴェーダの講演をすると必ずといっていいくらい、参加している女性の何人かから「やせるためにはどうすればいいでしょうか」と聞かれます。最近は、インド・エステで何キロやせる、ウェストのサイズが何センチ減るというふうになっていますし、アーユルヴェーダが紹介した薬草ですが、市場にはガルシニアやギムネマといったやせる薬が出回っています。

このように肥満は、今非常に関心を持たれている健康問題になっていますが、アーユルヴェーダの純粋な知識から分析していくとどうなるかを見てみたいと思います。

アーユルヴェーダは生まれつきの体質があると考えており、タイプとして基本的には三つの体質があり、いつもやせている体質と、それに比べると少し太っている体質、中程度の体で筋肉質の体質があるとされてます。そして、この中の少し小太りの体質は、生まれつき結合を代表する生命エネルギー、カファが優勢であるわけです。

そういうタイプの人は自分の生まれつきの特徴を自覚して、限度を肥えて肥満病にならないように気を使う必要があります。けれども、カファ体質の人が自分も生まれつきヴァータ体質の人のようにやせようと思って、無理して努力すると、かえって病気になるということは、現代の医学界でも認められていることです。

前にもいいましたが、現代の文明が生み出した一つの大きなまちがいは、やせていることが美人の条件だとしていることです。広告などには、やせて、頬がへこんで、骨が見えるといったタイプの人が使われていますが、これは決して健康とはいえません。生まれつきヴァータが優勢で、体が乾燥してかさかさしていて、血管が浮かんでいて、皮下脂肪が全然ないという人は、やせていて、骨が見えることがその人の本来の自然な体質ですが、みんながそうなろうとするのは大変なまちがいです。

今、現代医学でも、やせている人に比べると、少し小太りの人、体重が少し多い人のほうが病気の数が少なく、健康問題が少なく、長生きができるといわれています。アーユルヴェーダでも、ヴァータ体質に比べると、小太りでふっくらした体の持ち主であるカファ体質の人のほうが病気の数が少ないとされています。さらに病気が現れても、発病するプロセスがわりとゆっくりで、あまり激しい症状が出ません。こういった人は健康上の問題がすくなく、長生きができるといわれていますから、やせていることが健康だと思うと大まちがいだといえます。

昔は中国もまた日本もそうだったという話を聞きましたが、特に昔のインド文化では、女性の美の条件はふっくらとしていることだったのです。やせている女性を美しいと思わないで、ちょっと小太りくらいの女性を美しいと賞賛しています。また中世のヨーロッパの彫刻やインドのお寺にある像などを見ても、少し肉や脂肪がついていて、体がどちらかというとふっくらしているのを美女として表現していることがよくわかります。

ですから、肥満が気になって、その治療あるいは健康法をやろうと決める前に、まず頭の中の考え方を根本的に変えなければいけません。それは何かというと、決してやせていることは健康の証拠とはならない。そして、ちょっと小太りなのはべつに病気とはいえない。人によってはそれがその人の本来の姿であって、それで身心ともに健やかな生活ができるし、それこそが本当の美しさだということを確信しなければいけないということです。

アーユルヴェーダにももちろん「肥満病」という現象は書いてあります。けれども、アーユルヴェーダでは、頬、首、わきの下、胸、おしり、ふとももといったところに皮下脂肪が蓄積して、それがたるんで、揺れるくらいの症状が現れない限りは、「肥満病」とはいわないのです。極端に皮下脂肪が増えて、ボディラインがはっきり見えない。どこを見ても全部平らになっている。そこまで脂肪がついていればもちろん肥満で、治療の対象になりますが、少し体が太っていて、比較的皮下脂肪が多いという程度は、まったく気にする必要はないのです。精神的に正しい知識をもつことも健康管理や若返り療法、病気の予防などに深く関係していますから、肥満にはあまり過敏になってはいけないといわれています。

肥満の原因は経路の閉塞

アーユルヴェーダには、体の七種類の構成要素があげられています。食べた食事からできる、最初に体に栄養を与えるのが「乳び」で、「乳び」と体に栄養を与える体液を加えて「ラサ」といいます。それが次に血液組織に変わり、血液組織が筋肉組織を作り、さらに進んで脂肪組織に変わり、その次に脂肪が骨組織に変わると考えられています。さらに進んで、その他の構成要素を作り出します。

アーユルヴェーダでは、肥満病の場合、徐々に一つの構成要素が次の要素に変わるというプロセスが脂肪組織まで続くのですが、それ以上に進まず、その次の組織に変わらないため脂肪が蓄積すると考えています。これは肥満の原因を理解し、そして解消するための重要なポイントになります。

言い換えると、アーユルヴェーダの考え方では、肥満病の人の場合、適量の食事を摂取しても皮下脂肪が増えてくるのはなぜかというと、構成要素は皮下脂肪まで変わっていくわけですが、そこから次のものに変わらないから皮下脂肪がたまって太っていくのです。そういう場合は、やせるために食べるものの量を減らすことだけが上手な治療とはいえないのです。そうすると必要な栄養素が体に入らないので、かえって病気になる恐れがあります。

では、何をすればいいかといいますと、そういう人の場合は脂肪組織が次の組織に変わるプロセスを効果的に生かせばいいのです。これは合理的な考え方で、実際にやってみると肥満病の解消にはっきりとした効果がある治療法の原理です。

アーユルヴェーダでは「経路」を認めていて、脂肪組織から次の骨組織に変わる経路に閉塞があるから、脂肪が次のものに変わらない、それで、その閉塞のある手前に蓄積され、閉塞があるところから先のほうが減退するとしています。実際に見られるように、肥満の人は体が大きく、そうとう食べるのですが、意外に体力がない、動作が鈍い、疲れる、そして、性欲を感じない、無力感がある、悪い匂いが出る、汗をよくかくといった特徴があります。そして、そういう人は放っておくと寿命が短くなるといった問題があるわけです。

肥満の治療には、この異常を直すことです。とりすぎであれば、もちろん脂肪の摂取を減らすことも必要ですが、それよりもむしろ根本的に閉塞を取り除くことがいちばん大事になるのです。

食べ物を選択する

まず肥満の人は、閉塞をなくすことをしなければなりません。肥満になっている人は、脂肪によって経路が閉塞状態になっていて、消化の火、およびヴァータのエネルギーが胃腸の中にとどまるようになっています。閉塞のために消化の火がとどまり、必要以上に煽られ、その結果、消化力が強くなり、ますます食べ、食べるとさらに脂肪がつき、それでいっそう閉塞がひどくなり、ひどくなるとますます胃腸の中の消化力の働きが活発になって、もっと食べ物がほしくなるわけです。これは悪循環で、そのために、たくさん食べるけれども力がない、やせないという問題に陥るわけです。この説明は、アーユルヴェーダの古典『チャラカ・サンヒター』の総論巻の二十一章に記載されています。

そこで、アーユルヴェーダで治療を考えるときは、閉塞をまずなくすことを心がけます。最初は本人は強い消化力を感じているわけですから、その消化力に対して、食べてしっかり満腹を感じるような、満足できるようなものを食べさせてあげます。けれども、消化過程でさらに脂肪を増やさないように食べ物を選択する必要があるのです。そこで、肥満の人には、アーユルヴェーダの概念でいう「消化重性」なもので、「栄養にならないもの」をすすめます。

ハチミツは肥満の特効薬

中でももっとも優れたものとしてすすめるのはハチミツです。アーユルヴェーダは、ハチミツを肥満病の特効薬としています。ハチミツは甘いものですから、食べると、おなかに満腹感を感じます。けれども、それは肥満の解消に役立ち、ほかの甘いもののように体重を増やしたり、閉塞を悪くするという働きはないのです。

アーユルヴェーダは、ハチミツの摂取をすすめますが、その場合、一つの大事なことを注意しています。それは、ハチミツに熱を加えてはいけないということです。「ハチミツは温めると毒に変わる」と注意しています。ハチミツはミツバチによって花から取れたエキスであるわけですが、それをそのまま温めないで摂取することが大事なのです。

ハチミツに熱を加えると、消化されない未消化物、すなわち「アーマ」が発生します。この未消化物は毒にたとえられています。けれども、残念ながら最近の市販されているハチミツは、生のままだと、ハチがどんなところに行って、どういうふうにミツを吸ったかわからないので、熱を通して消毒あるいは殺菌処理してから、市場へ出しているようですが、アーユルヴェーダから見ると、それはとんでもないことです。

ですから、肥満にはハチミツがいいのですが、できるだけ熱を通していないハチミツを使用する必要があります。また、食べるときもハチミツを温めて食べてはいけないし、熱いものと一緒に食べてもいけません。どこまでの温度が許されるかというと、体温、あるいは体温より一度、二度上までは許されます。なぜかというと、体の内側の温度はそのくらいになっているからです。けれども、それ以上に温度を加えてはいけません。温めるほど結果が悪いといえます。熱い紅茶にハチミツを入れること、できたてのパンケーキにハチミツをかけることはよくありません。そういう場合は、紅茶やパンケーキが冷めたところでハチミツを加えるのなら認められます。

肥満病の人の場合のハチミツの摂取法をいくつか紹介したいと思います。代表的な摂取法としては、朝起きたときに二五〇CCくらいの水にハチミツを大さじ二杯ぐらい入れて溶かして飲むことです。できれば、前の日に銅のコップに置いた水で、翌朝飲む前に、それに二杯ぐらいのハチミツを入れて混ぜて飲んでもいいし、あるいは健康なミネラル・ウォーターに入れて飲んでもいいでしょう。

このハチミツ飲料、あるいはハチミツ水がいちばんカファを減らし、脂肪を削り取る作用があるとアーユルヴェーダでは説明していますので、肥満病にはとても効果があるわけです。活発な消化力を減退させ、しかも満足を感じさせる機能がありますが、栄養になって太ったり、体重が増えたりしません。その上に、すでにある閉塞をもなくしていくのです。

好みによっては、ハチミツの水に少しレモンをしぼって飲むこともすすめられます。たとえばレモン一個を半分に切って、半分の汁をハチミツに加えて混ぜて飲むことも考えられます。もっと極端に甘くして飲みたい人は、大さじ二杯のところを三杯、四杯入れて飲むようにしてもかまいません。これを飲んでも、一日二日では効果が現れませんが、毎日続けて飲んでいくと、肥満病の治療に役立ちます。味の上では、レモンを入れたハチミツ水はおいしいのですが、理想的なのはレモンを使わないことです。なぜかというと、酸味は甘味、塩味と並んで、カファすなわち体重を増やす生命エネルギーを増加させるからです。また、市販されているハチミツ・レモン飲料ですが、添加物が入っていることと冷たいということであまり推薦できないので、少し手間がかかっても自家製のハチミツ飲料を飲んでいただきたいと思います。

ミネラル・ウォーターの白湯を飲む

次の大事なアドバイスですが、閉塞を取り除くために役立つのは、白湯健康法です。これもミネラル・ウォーターを使います。水道の水ですと、その中に微量のアルミやカルキなどの化学物質が入っていますし、プラーナと呼ばれる生命を養うエネルギーがありませんから、それよりは天然のミネラル・ウォーターを飲むことがすすめられます。

ミネラル・ウォーターを熱して、吹きながら飲めるような温度の白湯を一回一〇〇CCから一五〇CCの量で、気づくたびに頻繁に飲んでいくことです。一日に一リットルから二リットルまで摂取することがすすめられます。これは経路の閉塞をなくすためのとても簡単な、しかし有効な方法といわれています。

その場合、二つのことが大事です。一つは、気持ちのいい、温かいお白湯ということが大事です。なぜかというと、脂肪の代謝を活発にして閉塞をなくすためには温性が大事だからです。飲料として水がすすめられるのは、水は一切栄養価がないので、体にいくら入っても、そのまま尿になって出ていくだけだからです。ハーブを飲むと、ハーブの質によっては、栄養価がないにしても、生理機能に影響を与えるのはたしかですので、その影響が肥満解消に役立つようなことであれば、べつに問題ありませんが、肥満病の人の健康状態によくない働きをするハーブであると、心配ですので、ハーブを入れないほうがいいかもしれません。またお茶は渋味ですから、経路の閉塞の改善に役立ちません。もし自分に合うようなハーブが見つかったら、それを少々入れると匂いと味がよくなるので、ハーブ入りの白湯を飲むことはかまいません。しかしベストな方法は、手間がかからない、やりやすくて、継続してできる、そして経済的であるという理由で、やはりお白湯を飲むことです。電気ポットを用意し、その中に水を入れて一回沸騰させておいて、三〇分か一時間ごとに少量の水を飲む。仕事をしている人は、職場でもそういうポットを用意して、それを継続的に飲むといいでしょう。排尿のためにトイレを訪問する回数が増えることは不都合に思えるかもしれませんが、でもやせようと決心した人は、そのぐらいの苦労をする必要はあるでしょう。

おもしろいことにお白湯の健康法は、余分な体重を減らす効果だけではなく、便秘解消にも役立ちますし、排尿の問題の人にも役に立ちますので、あらゆる面ですすめられるわけです。

アーユルヴェーダの基礎的な考え方では、脂肪組織と排尿機能は関係していて、利尿作用が促進されることは、脂肪組織の減退につながります。お白湯には利尿作用があり、それが脂肪組織を減らすわけです。

動物性のものを取らない

肥満病の治療としてすすめられるのは、毎日の食事の中で動物性のものをとらないことです。動物性の食習慣がある人は、どうしても栄養過剰になる傾向がありますが、それをやめて菜食主義にした場合、繊維やあまり栄養にならないものを取ることができますので、毎回満腹を感じるまで食べても、全体として栄養素があまり入らないのです。あっさりしたおかずをいっぱい食べても、結果としてはそれが栄養過剰にならないので、やせる効果がよく現れてくるわけです。

実際に玄米菜食にしたり、あるいは玄米菜食ではなくふつうの菜食でも実行すると、肉食に比べて、すぐ体重が減ってきます。アーユルヴェーダでは、消化重性、つまりすでに強くなっている消化の火の力を十分働かせるものでありながら、栄養にならないものを食べるようにといわれています。肉食に比べると、菜食のほうはたくさん食べても栄養にはならないので、肥満解消にいい治療としてすすめられます。

ドライ・マッサージ

もう一つ、肥満解消の方法としては、ドライ・マッサージ（乾布マッサージ）をおすすめします。例えば専用の絹の手袋を使ってまんべんなく自分の体を上から下、上から下へマッサージしていくことは、皮下脂肪の代謝を活性化させるので、やせる効果があります。実際にしてみると、体から出るいやな匂いがなくなったり、体が軽くなったりという効果が出ます。インド医学の中では油マッサージがよくすすめられているのですが、太った人の場合は油マッサージよりも乾布摩擦がすすめられています。

女性の場合は、全身的な肥満を気にしている人もいますが、部分的に皮下脂肪がついている、ぜい肉がついているのを気にして、なんとか取り除きたいと思っている人もたくさんいます。そういう人の場合も、下腹部、ふともも、胸部といったところに脂肪がついていて、やせたいと思ったら、乾布摩擦を一日五分から一〇分くらいすることがすすめられます。これもまた閉塞をなくし、脂肪の代謝を促す働きがあります。

アルコール・新米を取らない

さらに、アーユルヴェーダでは、食べるときはアルコール類をあまり摂取しないこと、そして、新しい米は古い米に比べて脂肪を増やすので、できるだけ一年以上たっている古米を食べることをすすめます。もしも古米が手に入らなかったら、新米を炊く前にフライパンに入れて軽く炒って、それから炊くと、体重を増やす質が減って、脂肪が増加しないので、肥満の治療にすすめられます。

冷たいものを取らない

現在、私たちが相談を受ける患者さんの場合、よくある肥満の原因は、冷たいものの飲みすぎです。白湯を飲むことが閉塞をなくしてやせる効果があるのと逆に、冷たいものを取ることは閉塞を引き起こし脂肪の蓄積とつながりますから、冷たい飲料を一切取らないで、積極的にお白湯を飲むことが本当の治療になるわけです。

昼寝を避ける

そして、経路の閉塞を起こすもう一つの原因、必ず肥満病の人がやめなければいけないことは昼寝です。アーユルヴェーダでは、老人や病気で衰弱している人、赤ちゃん、妊婦、あるいは特定の病気の人など以外の健康人は昼寝してはいけないといいます。そして、もっともそれが否定されているのは肥満病の人です。肥満病の人は昼寝をしてはいけません。昼食べてから、ほかにやることがないので、どうしても横になってしまうということが女性の場合はしばしばあります。主婦などはそういう悪いくせに陥る可能性が高いのですが、もしも皮下脂肪が気になるのであれば、そのときは家を出て、どこかに買い物に行くとか、町を歩いたりとか、その他何かをして昼寝を避けなければいけません。

夏あまりにも暑くて、朝早く起きる人でしたら、昼食べてから三〇分くらい休むことはアーユルヴェーダも認めています。けれども、それもベッドで横になって、いびきをかくくらいぐっすり寝るよりは、気持ちのいいソファーやイスに座ったまま、手足をちょっと伸ばして休むほうがいいのです。三〇分以上、一時間も二時間も寝るということは、おもしろく表現すると、毒そのものです。赤道に近い、一年中暑い国の人は、昼寝が許されるわけですが、日本ではあまりすすめられません。

昼寝は肥満病にもっとも悪く、経路の閉塞を起こし、代謝を悪くしますから、肥満の心配をしている人は避ける必要があります。

ヨーグルトを食べすぎない

経路の閉塞を起こすもので、日本人の食生活によく見られる問題は、ヨーグルトの摂取です。ヨーグルトは体の中に粘液の分泌を促す働きをするもので、特に経路の閉塞を起こすものだ、とアーユルヴェーダは考えていますから、ヨーグルトをあまり取らないことです。以前、ヨーグルトを特殊な方法で取る健康法がはやり、一日何回もヨーグルトを食べる人がいましたが、アーユルヴェーダの概念から評価すると健康によくありません。とくに夜ヨーグルトを食べるのは健康によくありません。ヴァータが優勢な人は多少食べてもかまいませんし、ピッタが強い人も消化力が強いので、すっぱくなっていないヨーグルトであれば、あまり害になりませんから、多少食べてもかまわないのですが、肥満の心配のある人は、どの体質の人でも、夜は厳禁ですし、朝や昼でもヨーグルトをあまり食べてはいけません。どうしても食べたいという肥満の人は、一日一回、大さじ二杯くらいのヨーグルトの量は理想的だといえますが、果物の入っているヨーグルトでも、プレーンのヨーグルトでも、それ以上食べることはすすめられません。

運動量を徐々に増やす

最近は運動が肥満の解消に役に立つといわれていますが、これは現代健康科学が初めてすすめたことではなく、驚くことにすでに紀元前六世紀ごろにまとめられたアーユルヴェーダの古典『スシュルタ・サンヒター』という原典の中にくわしく運動の機能が説明してあります。その中に「肥満病解消には運動にまさる方法はない」とはっきり書いてあります。これはただエネルギーを消費するという意味だけではなく、アーユルヴェーダからいうと、代謝を活発にして閉塞をなくす働きがあるからです。けれども、アーユルヴェーダでは、一気に運動を始めてはいけないと注意しています。それによって生命エネルギーのバランスが崩れることだけではなくて、消化力が強くなって、もっと食べすぎて、もっと肥満になるという心配があるからです。徐々に運動の量を増やしていって、運動を肥満解消の一つの治療法として使っていただきたいと思います。

十八世紀に書かれた有名なアーユルヴェーダ教典の中には腹部の寸法が増える心配のある人は昼食・夕食後楽に坐っていないで散歩をするようにと記載されています。中年になってから下腹部に脂肪がたまって心配する人は、特に夕食直後一〇分から一五分散歩をすることが効果的です。若い年齢の人の場合は、夕食後でも新陳代謝がそれほど落ちないのでエネルギーが消費されていくことに比べて、中年の人の場合は、夕食後代謝率がかなり下がることが観察されています。その結果、食べたものがあまり消費されず、脂肪になって蓄積されます。夕食直後、散歩をすると、新陳代謝を刺激したことになりますから、長い目で見ると、余分な皮下脂肪の蓄積を避ける効果が現れます。食後の軽い散歩は許されるわけですが、激しい運動は禁じられているので、注意して下さい。

適当な頭脳労働をする

アーユルヴェーダでは、いつも寝ている、気楽で、心配しないといったことも肥満の原因として取り上げられています。ですから、もちろん精神的に心配しすぎたり、緊張することはよくないのですが、頭脳労働をしないこともまた健康によくないのです。ストレスにならない程度の適当に頭を使うような仕事をしないと、かえって健康によくありませんので、肥満の人は自分はのんびりしすぎているのではないかということもチェックする必要があると思います。

適切な性行為をする

さらに、アーユルヴェーダの中には、なんと性行為をすることも肥満病の治療と糖尿病の予防として取り上げられています。正しいかたちでの性行為を、適当な頻度で、自分の健康を考えながら、道徳に反しないようなかたちで、周りの人が認められる相手とすることは、健康維持・増進のためにアーユルヴェーダでは認めていますが、特に肥満病の治療にも役に立つとされています。

食事の後に水を飲みすぎない

もう一つ、「食事の後に水を飲むことが特に体を太らせる」とアーユルヴェーダにあります。食事の前に水をたくさん飲むことは、消化機能を落とし、消化に負担をかけて、食べたものがうまく消化されないので、そういう人はいろいろな健康問題に陥る、やせていく、とアーユルヴェーダがいっています。

逆に、食事が全部終わってから、いっぺんに水分をとることもよくありません。それはカファを増加させ、そのために太る可能性がありますので、毎食、食事の最後に水を飲むくせのある人は、それを控えてください。食事の最後の量の多い水は肥満につながりますので、ぜひ避けていただきたいと思います。

では、どういう飲み方がいいかというと、アーユルヴェーダでは、食事の前や最後に飲むのではなくて、食事のあいだに、一品一品を食べたあとで口をすすぐように水を飲んで、それから次のおかずを食べるようすすめています。

第9章　低血圧・貧血症

1　低血圧

低血圧は特定の病気ではない

「低血圧」という問題は、はっきりそういう病名でアーユルヴェーダの中に出ているわけではありません。低血圧は、血圧を測ることが習慣になってから意識されるようになった問題で、アーユルヴェーダの中では独立した病気としては取り扱われていないのです。

けれどももちろん、低血圧の人が感じるような問題は、アーユルヴェーダに他の病気の症状として出ています。ですから、その症状に対して治療はするのですが、理論上は血圧が低いのは特定の病気ではなく、したがってそのための特定の治療というものもいらないのです。そういうわけで、私たちはこの問題についてはこれまでとは別の角度から考えなければなりません。

私たちは今、検査結果にそうとう影響されています。例えば血液検査に何か異常があったり、血圧を測ったときに何か異常があると、どうしても異常があることだけにとらわれて、もともと元気な人でも病気になっているような気分になることがあるのです。今まで元気だった方が、レントゲンなどを撮ったときにちょっと陰があり、ガンかもしれないといわれると、人にもよりますが、不安を感じやすい人は、それを苦にして病気になってしまうというケースもしばしばあるわけです。同じように血液検査で何か異常があった場合でも、異常があるといわれて不安を感じ、その不安のために健康状態が崩れることがあるのです。血圧の場合も、測ってみて、高いほうであるとか少し低いとかいわれてしまうと、それに影響されがちです。しかし、検査結果に支配されるのはいいことではありません。

異常があっても無視していいというわけではありませんし、その異常が後で本当に症状を生み出すような病気に変わることもありますが、しかし場合によっては、一時的な現象や検査の誤差ということもあります。ですから、本当は私たちは検査結果をどのくらいに受け取ったらいいかを正しく認識しておかなければいけないのです。

アーユルヴェーダでは症状が大事

アーユルヴェーダの考え方では、検査結果がすべてではなく、症状がすべてです。治療をやるかやらないかは、本人がどういう症状を感じているかによって決まるのです。現代医学では、本人は症状を感じていても、検査で異常が現れなければ、医者に「あなたは健康ですから、べつに問題はない」といわれて帰されることもあります。しかしアーユルヴェーダを含むその他のホリスティックな医療では、病気でなく患者を対象にするので、それ以上に症状のほうを大事にするのです。私たちの医学教育は、人間を取り扱うことよりも検査の機械を動かすことを教えるのに夢中です。本来は検査結果に集中するより、健康問題を訴えてきた人間に集中するべきです。その意味は、決して血液検査や血圧検査、またはさまざまな病気の検査を無視したり否定するという意味ではありません。検査には検査の価値があるわけですが、もっと重要なのは患者の自覚症状です。

そこで、低血圧の人にはどういう症状が出るのかを考えてみましょう。例えば、精神的に落ち込んでいて、ときには元気が出ることもあるけれども、元気がないことが多いという症状を感じている人がいるかと思います。また、低血圧の人には、朝が弱くて、元気が出ない、体力がない、起きられないという問題も見られます。人によっては、姿勢を急に変えたときにめまいがする、あるいは全体としてあまり力がないといった症状を感じていて、医者に相談すると、血圧がちょっと低いといわれることがあります。このようなタイプでしたら、もちろん治療の対象にするべきですが、定期的な検査で血圧が低いといわれても、本人がべつに何も異常を感じていなかった場合は、治療の対象にしなくてもいいというのが、アーユルヴェーダを学んできた私の感想です。

インドでは実際に診ていますと、肉食をする人に比べると菜食の人は低血圧です。私も、医学を勉強し始めて、いつでも血圧を測れるようになって、測ってみたら、九〇が上で下が六〇とか、下がもっと低い場合もありましたが、全然何の問題も感じていませんでした。朝早く起きていろいろな修行をやって、元気よく生活していました。最近、上の血圧は三ケタになって、下は六〇から七〇、場合によっては八〇まで上がっています。もちろん私の場合は、生まれたときから菜食主義生活をやってきたわけです。一般に菜食主義者には低血圧が多いのです。

低血圧は、性別でいうと女性のほうが多く、また全体としてちょっと体が弱いという人に見られる傾向があります。けれども、健康の上で不快感・訴えがあるかどうかが何よりも大事ですから、血圧計の数値よりも自分の身心状態を把握していただきたいと思います。繰り返しますと、問題を感じていれば、そこで治療を考えるというのがアーユルヴェーダの思想です。

体力・消化力・精神力を強める

起きられない、体が弱い、落ち込みやすい、そして、測ってみたら血圧が低いという方はどうすればいいかというと、これはアーユルヴェーダの考え方でいうと、循環が上手に行われていない、あるいは全体として体力がたりないと解釈できるわけですが、それとともに消化力が弱いということにもなりますので、総合的に体力を増やす、消化力を強める、そして精神の面でも元気が出るような、食事、生活、治療法、運動法をやっていくことが治療の概念になるわけです。

規則正しい生活

いうまでもなく、どんな病気でも健康問題でも、規則正しい生活が何よりも大事ですから、生活が不規則で低血圧で悩んでいる人の場合、まず生活を整えるということが必要です。夜遅く寝て、朝早く起きられないのは、当然、低血圧のせいにしてはいけません。十分な休息を取ることが大事なので、必要な時間を逆算して、早く寝ることが大切です。そうすれば気持ちよく、朝五時か六時頃目がさめて、気持ちよく朝の生活ができるのではないかと思います。

消化力を強めるものを取る

消化力を強めるようなハーブの服用を心がけます。ウコン（ターメリック）の粉末を少し、一日二回飲むこと、あるいはシナモン、ショウガ、またはドライ・ジンジャーの粉末を小さじ半分ぐらい服用することがすすめられます。また、ニンニクも循環をよくして、体を刺激するという働きがありますから、その服用もいいでしょう。

消化力を強めて、刺激を与えるものでほかに考えられるのはコショウです。コショウをバターまたはバター・オイルといわれるギーと一緒に食べる。あるいは人によってあまり脂肪を取りたくない場合、お白湯と一緒にコショウの粉末を飲むことも低血圧の治療に役立ちます。胃潰瘍のある人はニンニク、コショウの服用の時、注意が必要です。つまり体に熱のエネルギーが高いとき、ショウガ、コショウのようなものを控えます。具体的にいいますと、前の晩、酒を飲みすぎている人、塩辛いまたはスパイスの利いた料理を食べている人は、翌朝胸焼けを感じるといった熱のエネルギーが過剰になっている症状を感じますが、そういうとき、辛いハーブはすすめられません。またタバコの吸いすぎも熱のエネルギーを代表するピッタを増加させますので、その状態はコショウやショウガを飲むのに向いていません。

また、カルダモンというスパイスがありますが、このスパイスの粉末を一回小さじ半分ぐらいを一日三回、または二回ぐらい服用することも、低血圧の治療になります。

ほかに食事の上で何をすればいいかというと、薬味を少しでも取ることです。もちろん薬味の取りすぎはさまざまな問題を起こしますし、いけませんが、低血圧で、薬味を減らした完璧な和食を食べている人の場合は、少し積極的に薬味をとることがすすめられます。ふだんは健康によくないといわれますが、低血圧の人でしたら、ちょっと塩分のあるもの、酸味のあるもの、辛いものをとることがすすめられるわけです。

運動

運動は重要な役割を果たします。低血圧の人は運動をすれば循環がよくなりますし、また、運動は消化力を強める働きもあります。現代医学的に見ても、運動には、悪い意味で血圧を上昇させるのではなく、血圧を安定させる効果がありますし、心臓が丈夫になる効果がありますから、自分に合った運動をすることがすすめられます。軽いジョギング、または散歩、あるいは水泳、こういった自分の生活の中に取り入れやすい、そして、気持ちよくできる運動をすることは、低血圧の人に役立つことはまちがいありません。

ヨーガのポーズ

もう一つ大事なポイントは、低血圧の方がヨーガのポーズをやると、低血圧の問題を一切感じないで元気になれるということです。私も低血圧だといいましたが、いくら忙しくても、一日五分でもヨーガの二つか三つのポーズはずっとやっていました。その中で特に低血圧に役立つポーズを、自分が低血圧だということがわかる前からやってきていましたので、もしかすると、そのポーズのおかげで、低い血圧でも全然問題を感じないで生活できたのかもしれません。

そのポーズは、「サルワーンガ・アーサナ」といいます。日本語では「肩立ちのポーズ」と

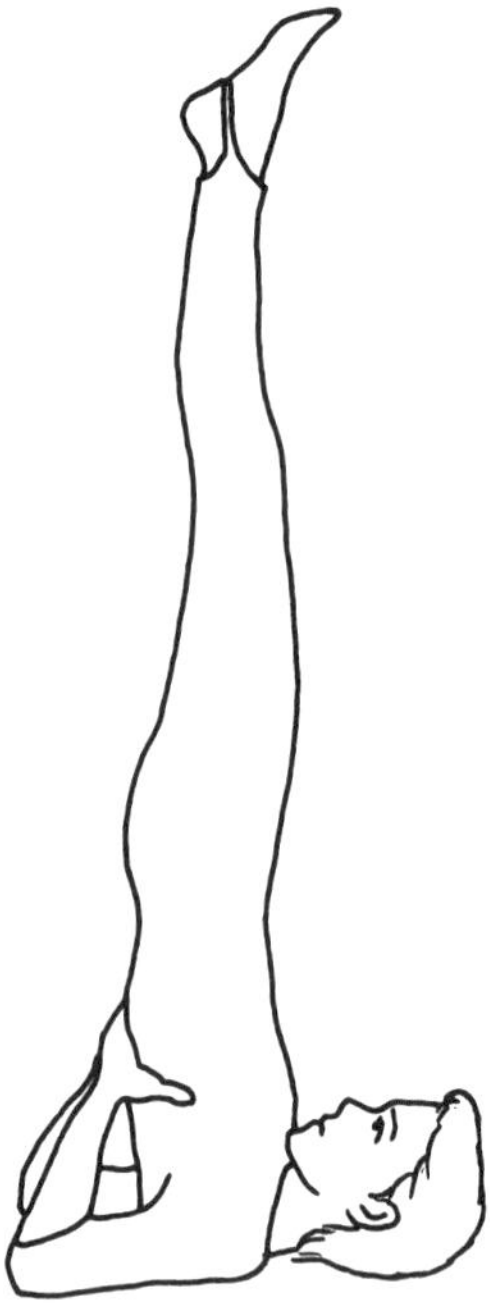

訳されています。仰向けに寝て、両足をそろえて伸ばしたまま、徐々に上げ、次には胴も上げて、首だけを床につけたままで、両手で腰を支えて、胴と足はすべてさかさまにした状態で、ゆっくり呼吸するわけです。慣れていない人が急にすると、首に負担がかかってちょっと危ないということもありますが、毎日やればだれでもできるポーズです。慣れない人は、柱や壁に足を付けて体を支えながら、挑戦してもいいでしょう。

もちろん体重のちょっと多い人は気をつけてやらなければなりません。また、年配の方は体が硬いですから、骨折しやすいですし、首の骨などがずれる恐れもありますから、気をつけてやる必要がありますが、ルールを守ってこのポーズをやってみると、重力のおかげで静脈の血液の流れがよくなります。そして、ポーズが終わってもとの姿勢に戻ったときは、動脈の血液の流れもよくなるのです。このポーズをやると、頭への血液の流れもよくなります。そして、全体として、これは若返りの効果があり、特に皮膚病と低血圧の治療にはとてもいいポーズです。

それ以外にも、たとえば「弓のポーズ」、「前屈のポーズ」、「ねじりのポーズ」といった、基本的な体の柔軟性を高めるポーズがあります。毎日五分から七、八分の時間を取ってやってみると、低血圧の人はもちろん健康人でも、とても元気よく生き生きした生活ができることはまちがいありません。

気持ちのよい朝の温かいシャワー

朝起きて、排泄して、歯を磨いて、舌の清掃をして、シャワーを浴びることは、よい効果があります。気持ちの良い温度の温かいシャワーを全身に浴びることは、体をきれいにすることだけではなくて、精神の面でも爽やかさを与え、縁起の良い習慣だとされています。温かいシャワーは循環をよくし、体内老廃物の排泄に役立ちます。消化力を煽る働きがあり、体力を与えます。無気力や倦怠感がなくなるので、低血圧の人にもっともふさわしい健康法です。頭も含めて、シャワーを浴びる場合は、頭部にかける水は、あまり熱くないように気を付けます。

三八度前後のぬるま湯がふさわしいでしょう。熱いお湯を頭にかけると、視力、頭髪に悪い影響があるので、アーユルヴェーダでは頭部を熱さから守るべきだと指示しています。日本にも「頭寒足熱」という考え方があり、アーユルヴェーダの概念と一致しています。女性の場合は、髪の毛を乾かすなど面倒なことがありますから、ぬらしたくない人は首より下へと体だけにシャワーを浴びてもけっこうです。予想以上の結果が感じられるのではないかと思います。

正しい食事

高血圧群に比較すると、低血圧はそれほど心配のない問題ですが、朝起きられないとか、弱いとか、体力がないということはやはり少し気になります。女性の場合、体力がないという人は、もう一つ大きな問題が自分にないかどうか反省してみなければなりません。その問題とは、まちがえたダイエットのことです。

やせたいとか、やせているとみんなにほめられ、認められると思って、栄養のある食事をとらないで、偏食したり、食欲を感じても無理やり食べないようにしていて、それで低血圧になった人でしたら、栄養のある食事、アーユルヴェーダからいわせると、いろいろな味を含んだ食事を取ることが大事です。そうしないと、顔色が悪くなり、抵抗力が減り、寿命が縮まるといった健康問題が発生しますから、まず食事を正してください。食事に問題がある場合は、いくらスパイスを飲んでも効果がありません。まず自分の生活の中でいちばん大事である食事の取り方に注意しなければならないのです。

まとめ

食事の取り方はべつに偏食していない、お腹がすいたときにちゃんと食べている、けれども低血圧を感じるという人は、ヨーガのポーズをやってみたり、スパイスを服用したり、運動をしたりすることがすすめられます。

アーユルヴェーダでは、危険な治療法あるいはむずかしい治療法をしなくても、ちょっとした生活の工夫で低血圧はほぼ治るのです。治るということは、症状が改善されて、生き生きした生活ができる、元気な生活ができるということであって、それ以上、血圧の数値は特に問題にしなくてもいいのではないか、というのがアーユルヴェーダの考え方です。

2　貧血症

重い病気の症状でないかどうかをたしかめる

「貧血症」は、アーユルヴェーダにも大昔からよく出ている病気です。ただし、名前は「貧血症」ではなく、日本でいう「顔色が真っ青になった」という表現をします。日本語では真っ青ですが、インドではこの病気は「顔色が白くなっている」という名前で呼ばれてきました。血液がたりないときは、顔色が白く変わることはたしかです。血液の量が十分なときは、顔を見てもちょっと赤みがついていて、健康そうに見えます。アーユルヴェーダでは、貧血という病気は、「白い色の病気」という名前で示されているのです。

そしてこの病気は、アーユルヴェーダではしばしば、例えば黄疸や肝炎などの肝臓の病気と一緒に出ています。ということは、一つの病気になったら、それに関連してほかの症状も出る患者さんが多いということです。ですから、貧血の人は、ただ健康法に関係する本を読むだけで治療ができると思うのは大きなまちがいです。場合によっては貧血の原因になっているもっと重要な病気があるかもしれません。そういう場合は、専門の医者の診察を受けることが何よりも大切です。

医者の診断を受けた結果、重い病気がなく、貧血は食事などで治すようにいわれた人には、アーユルヴェーダの貧血対策はちょうど合っていると思います。しかし、そうではなく、本当は何か重病があって、その一つの症状として貧血が出ている人がいます。ですから、単に医者に行きたくないからといって、その代わりにこういった健康法をやるというのは、あまりいいこととはいえません。一度お医者さんにきちんと診断を受けたほうがいいでしょう。

貧血の原因

重い病気の症状ではない単純な貧血症をアーユルヴェーダではどのように考えているかというと、もちろん血液の量または質がよくない、たりないということが病気のいちばんのポイントです。けれども、アーユルヴェーダではそれを血液組織の病気とは考えません。私たちが食べた食事の中の栄養部分、あるいは「髄質」といいますが、エッセンスがその一つの構成要素になるわけです。それを「ラサ」といいます。この構成要素は体に栄養を与える体液ですが、アーユルヴェーダでは、この質の異常のために健康な血液が作られないことがあるといい、貧血症は血液ができる前のところで何か問題があるという考え方なのです。

現代医学でも、胃の中にある因子があり、その因子がたりないと、代謝過程で異常が生じて貧血になるということが認められています。血液が出血によって出てしまって貧血になることもあるわけです。白血球や骨髄の病気、その他の重病の症状として貧血が現れることもありま す。そういった貧血ではなく、体の中に何かたりない、バランスがよくない、そのために、いい食事を食べても血液がちゃんとできない、ほかの面では正常で、ただ血液だけ、あるいは鉄分だけがたりないというときには、アーユルヴェーダの考え方・治療法がうまく生かせると思います。

アーユルヴェーダでは、貧血症にあてはまる病気の原因として、食事のまちがい、辛いものの食べすぎ、酸っぱいものの食べすぎ、塩辛いものの食べすぎ、お酒、栄養のない、バランスの取れていない食事を食べる、といったことが主な原因としてあげられています。

これはアーユルヴェーダ独特の考え方かもしれませんが、場合によっては熱が出るような病気があり、それが長く続くと、熱によって体の血液組織が損なわれ、同時に肝臓の病気も生じて、それで貧血になるという病理学的な説明もあります。

さらに、過剰に性行為をすると、いい顔色を与える「オージャス」――これは日本語では「活気」とか「活力素」と訳されていますが――が体の中からなくなって、それで体の栄養素が減ってきて貧血になるということもあるとされています。

もちろん外傷による出血、あるいは妊娠、生理の場合に過剰に出血する、といったことも貧血の原因になることをアーユルヴェーダは認めています。女性で、生理のときに出血がひどくて貧血になるという人には、生理の直後、後で紹介するような食事や薬草をしばらく取ることが治療としてすすめられます。

貧血の症状

症状として貧血の人はどうなるかといいますと、もちろん全身、特に顔、あるいは皮膚が白く、くちびるや手のひら、爪などを見ますと、健康な赤みのある色ではなく、白い色が目立ちます。そして、その上に体力がない。ちょっとした動きでも息切れを感じる。場合によっては少し微熱がある。あるいは人によっては灼熱感、体のどこかで焼いているような感じを訴えることもあります。そして、排泄が不規則になります。尿がすくなくなって、濃い黄色になるということもあります。人によっては消化機能が乱れて、食欲がない、あるいは消化不良という症状を感じることもあります。めまいを感じる、そして、ときどき失神する、疲れやすい、といったことがしばしば症状として出ます。女性の場合は、貧血がひどくなると生理不順になるか、あるいは全然生理が現れないで、出血しないという症状も現れます。

このような原因や症状をよく見た上で治療を考えるのがいいと思います。

栄養のある食事

さて、具体的な治療法ですが、まず食事によって貧血が生じた場合は、食事を直すことがいちばん大事です。アーユルヴェーダは栄養のある食事を取ることをすすめますけれども、中でも、赤い肉と骨を細かく切ってゆでて、それでだしを取って作るスープの種類が、貧血の人の食事療法としてすすめられます。牛乳と黒いゴマもすすめられます。

ザクロ・ジュースとブドウ

果物の中では特にザクロのジュースが貧血症の人にすすめられますが、それとともにもう一つ役に立つ果物は黒いブドウです。果物類の中でブドウはとても有益な果物だとアーユルヴェーダは認めています。ドライ・フルーツになっているレーズンでもいいのですが、あまり化学肥料を使っていない、自然の、タネのある生の黒いブドウが貧血症の治療に役立つ理想的な食事になります。農薬が着いている可能性も否定できないので、生のブドウを食べる時はよく洗ってから食べましょう。

黒砂糖

また、古代インドでは今のような精製した方法ではなく、サトウキビ・ジュースから自然の方法で黒砂糖を作っていたわけですが、そういった自然に作られた黒砂糖、あるいは糖蜜も貧血症の治療に使える、とアーユルヴェーダは認めています。

ウコンとギーを一緒に取る

さらに、貧血に役立つスパイスもあります。アーユルヴェーダでは黄色いスパイスのウコン（ターメリック）をギーと一緒に取ることを貧血の治療としてすすめています。同じターメリックでも、病気によって取り方がいろいろ違ってきますが、貧血の場合は必ずギーと一緒に取ることがポイントです。ギーというのは、バターを温めて作るバター・オイルですが、すでにお話ししたように、簡単に家で作れるものです。

弱い下剤で便通をよくする

貧血のある人は少し下剤を飲んで便通をよくしなければいけない、とアーユルヴェーダはいいます。とはいっても、強い下剤はいけませんから、マイルドな下剤として、アーユルヴェーダでは三つの果実、「トリファラー」をすすめます。日本では購入できないかもしれませんが、もし手に入るようでしたら、その粉末を小さじ一杯くらい飲むことがすすめられます。また、アロエ・ゲルならどこでも手に入りますが、軽い下剤機能をもっていますから、これを服用することもすすめられます。

貧血治療用のハーブ

それ以外に貧血を直してくれるハーブとしては、「アーマラキー」というものが古典の中に出ています。漢方にも使われているハーブで、アーユルヴェーダでは「ハリータキー」と呼ばれるハーブの粉末も使えます。サフランは日本でどこでも手に入るものですが、これも貧血症にいい薬として取り上げられています。

また、インドアカネという植物があります。探せば日本でも手に入るものですが、これを粉末にして飲むか、あるいは細かく切って、八倍の水に入れてゆっくり四分の一まで煮詰めて、少ししぼりながら漉して、そのあとで煎じ液を飲みます。このインドアカネの服用も貧血症にすすめられるわけです。インドアカネは染料として日本に輸入されているようです。

二〇〇CCの温かい牛乳に数弁のサフランを入れて、それにギーを混ぜて飲むこともすすめられます。しかし、サフランはやや高価なものですから、治療を毎日続けられるかどうか問題もあります。

インドで作られた薬としては「チャワナプラーシュ」というものがあります。最近インド旅行から帰ってきた人で、これをおみやげにもってきて飲む人もいるようですが、これを大さじ二杯ぐらい、あるいは食欲のない人は大さじ一杯ぐらいを一日二回、温かい牛乳と一緒に飲むことは、強壮剤、若返りの治療の薬ともなります。

原因になるものを避ける

アーユルヴェーダでは、原因として認められているようなものを避ける必要があるといっています。たとえば酸味の取りすぎ、塩辛い味の取りすぎを避ける必要があります。そして、規則正しい生活はもちろんですが、食事も、さまざまなものが入っているバランスの取れた食事を取ることが大事です。

同じ貧血の中でも鉄分だけがたりないというケースは、あまりむずかしくありません。鉄分のある野菜あるいは薬を取るように心がけます。そうすると、治っていくはずですが、本当はもっと複雑な原因で貧血症になっている人が多いのではないかと思います。

胃の中に必要な因子がたりなくて、そのためにビタミンが吸収されず、きれいな血液が生成されないという貧血には、消化力を強める治療をすることがポイントになります。それには、苦い味のある野菜を食べることがすすめられます。また、消化力を強めるためにはギーを取ることもすすめられます。シナモン、またはサフラン、ターメリック、そして、コショウ、長コショウ、ショウガ、ハチミツといったものの服用も治療に役立ちます。

後は消化力に負担をかけるような冷たいものを取ることや食事の直前に冷たい水を飲むことを避ける必要があります。

コーヒーをやめる

もう一つ大事なポイントは、コーヒーは貧血に非常に悪いので、避ける必要があるということです。一日のあいだにブラック・コーヒーをたくさん飲むこともいけませんが、食事のだいたい一時間前や食事直後のコーヒーも、貧血症の人にはよくありませんので、必ずやめなければいけません。食事直後のコーヒーは栄養素の吸収の妨げになるからです。食事前のコーヒーは、全体として消化機能を弱くします。吸収と消化ということも、栄養のある食事を取ることと同様に大事なことなのです。

最近は外食すると、どこでもコース料理やランチでもセットになって飲み物がついていて、食事の後に必ずコーヒーを飲みます。冬などは熱いブラック・コーヒー、夏になると冷たいアイス・コーヒーを飲んだりするのですが、これはアーユルヴェーダ的に考えると、いけません。現代栄養学でも、食事とともに取るコーヒーはビタミン類の吸収の妨げになるので、すすめられないのです。アーユルヴェーダも西洋医学も認めないのですが、残念なことに、どこを見てもみんな食事と一緒にコーヒーを飲む悪い習慣になっているわけです。しかし、貧血症とコーヒーは相性のよくない関係になっていますから、特に貧血の人は食事の直前・直後のコーヒーをやめることが大事です。どうしても飲みたかったら、食事とコーヒーに二時間の間をおいて下さい。

第10章　変形性関節症・骨粗しょう症とその治療法

1　変形性関節症

変形性関節症はヴァータの病気

「変形性関節症」は、アーユルヴェーダの優秀さを証明できる病気です。アーユルヴェーダの本場インドでも、一般の人も「腰や関節の痛みならアーユルヴェーダの治療しかない」というくらい知られています。変形性関節症やリウマチなども含め、症状として関節の痛みが現れるいろいろな病気の治療には、アーユルヴェーダがとても優れた効き目を示します。

体の中のすべての生理機能は三種類の生命エネルギーによって行われるとアーユルヴェーダは考えているわけですが、その三種類の生命エネルギーの中の、崩れやすい、けれども健康にとても大事なエネルギーが「ヴァータ」というエネルギーです。ヴァータは、大宇宙の中の風という元素に関係する体内のエネルギーです。このエネルギーがすべての動き、運動を支配しているわけですが、異化作用、あるいは体がぼろぼろになっていく、乾いていくことも、このエネルギーの過剰な働きによって起こるのです。外界に風があまりにも強いと乾いてしまうという現象があるように、体の場合も風が強いと体が乾いていって、ぼろぼろになっていくといわれています。この「乾く」というのは、湿気のない、乾いた状態だけではなく、油質あるいは脂質のない乾いた状態も含めて表現されています。

変形性関節症は「サンディヴァータ」と呼ばれており、ヴァータ性の病気の一つです。その原因は、限られた量の食事、そして、アーユルヴェーダでは食べ合わせというものがあるのですが、一緒に食べてはいけないものを食べることにあります。たとえば、牛乳とジュース、牛乳と果物、牛乳と塩を使ったさまざまなおかず、あるいは塩を入れたおかずに牛乳を入れて料理すること、そして、牛乳と魚、主にこれらが食べ合わせの悪いものといわれています。そういうものの取り方の間違い、そして過剰な運動、過剰な性行為、夜更し、油の質のない乾いた食事の取りすぎ、あるいはそういう食事を常用すること、これらがヴァータを悪化させ、アーマという毒素を発生させます。

悪化したヴァータが誰にでもすぐ関節炎や関節の痛みを起こすわけではありませんが、少し年を取ってくると人によって変形性関節症などを起きおこし、症状が起こるといわれています。

変形性関節症の症状

悪い面でのヴァータのもっとも大きい特徴は痛みを引き起こすことで、この病気になった場合、どういう症状を感じるかというと、よくあるのは膝、人によっては腰や足首、あるいはほかの関節に痛みを感じます。ともかく、関節あるいは骨に痛みを感じるというのがいちばん大きな特徴です。

それもじっと座っているときに痛みを感じるのではなく、一つの姿勢を長くしていて、姿勢を変えて動こうとしたときに痛みを感じるわけです。

初期の段階では、しばらく歩いていく、あるいはその関節を動かしていくと、痛みが軽くなるということがあるのです。もっと具体的に説明しますと、朝起きたときしばらくは歩けない。あるいは何か仕事のために長く座っていて、姿勢を変えて歩いたりとか、何か動作をしようと思ったら、関節の痛みですぐその動作ができない。ところが、しばらくその動作をしていると、またできるようになり、痛みもあまり感じなくなるということがあります。これは初期の変形性関節症の特徴で、特に現代医学で記述されています。それに対してアーユルヴェーダでは、痛みはヴァータの結果として現れるので、痛みがあるのはヴァータの異常があることを示す、とはっきり説明しています。

実際に変形性関節症の人を見ますと、最初はそういう痛みがあって、次にはだんだん痛みが強くなって、感じる時間が長くなったり、場合によっては少し関節がはれてくる。一時的に痛みを抑えるような薬を長く服用していくと、次は変形が生じて、足がO形になるということまであります。特にこの症状は体重の多い人には大変な悩みです。

変形性関節症で悩んでいる人の中に、場合によっては、夜ごちそうをたくさん食べると、翌日痛みがひどい。夜軽く食べると、それほど感じない。そして、天気が曇っていたり、雨が降ったり、あるいは冷たいところへ行くと痛みを感じる。そうでなければ感じないということがあります。こうした変化はアーユルヴェーダも述べている変化で、変形性関節症の特徴な症状です。

未消化物を減らし消化力を強める

変形性関節症による関節の痛みを感じている人の場合、体の中に未消化物が蓄積しているとすれば、まずそれを消化するような治療を始めなければいけません。アーユルヴェーダでは、食べた食事が完全に代謝されないと中間代謝産物が蓄積し、体の中で未消化物となって、それが体によくない毒のような働きをするといいます。それを未消化物（アーマ）といいますが、それが関節の異常なども含めていろいろな病気の原因になるのです。

未消化物があまり関係しないで、ただ栄養がたりなくて変形性関節症になっている人もいますが、そういう人の場合は、バランスの取れた、栄養のある、自分の消化力に合った食事を取ることが治療になります。そうではなく、老化性の変化もあって、その上に未消化物・毒が含まれているという特徴もあった場合は、両方を考えながら上手に治療をしていく必要があります。未消化物がある場合は、最初は栄養を与えるのではなく、未消化物をもっと増加させないようにし、減らしたり、かつ消化力を強めるような治療をしなければいけないのです。

これまで述べてきたように、消化力をよくする方法としては、ショウガの粉末をお白湯に入れたショウガのハーブ・ティーを頻繁に飲むこと、あるいはコショウ、長コショウ、シナモンのような、消化力を強める、辛い味のあるスパイスを取ることがすすめられます。

体重のある、ちょっと小太りの患者さんであれば、夜は重い食事をせず、翌朝も軽い食事を食べるようにすると、快感を感じるのは間違いありません。量的・質的に重い食事を取ると、必ず翌日は足の痛みをひどく感じますから、まず夜の食事を早く、軽く、あっさりしたものを食べることが大事です。肉類よりも穀物や野菜を含んでいる食事をよくかんで食べることは、変形性関節症の治療に役立ちます。

バランスの取れた食事

体がやせていて、体重があまりにも減っていて、そして体に痛みを感じている人の場合は、ちょっと治療の考え方が違います。体の中に栄養がたりない、それによって変形性関節症が発生しているという場合は栄養が必要です。ところがその場合でも、消化力を考えないで一気に栄養を与えてしまうと、未消化物が発生して問題につながります。そうではなく、自分の消化力にふさわしい、栄養になるようなものを食べることがすすめられるわけです。

特に若い人は、無理してダイエットしないこと、カルシウムの含まれた食事を取ること、ビタミンEを摂取する場合、吸収されるためには油が必要ですから、バランスの取れた、三大栄養素がちゃんと入っているような食事を取ることが大事です。これはアーユルヴェーダの考え方にも似ています。骨組織が減るとヴァータ・ドーシャが増えると、アーユルヴェーダではいわれています。逆に骨組織を養うとヴァータが減るわけです。また脂肪は乾燥した質をもつヴァータの反対の質ですから、ヴァータ性の病気の予防・治療に正しく生かす必要があります。

ヒマシ油・ターメリック・没薬

薬草としてアーユルヴェーダの中ですすめられているのは、ヒマシ油やターメリックです。これらを服用したり外用すると、変形性関節症の治療に効果があるといわれています。

ほかにもヴァータを緩和するものはいろいろありますが、その中で一つ大事なのは「グッグル」と呼ばれる薬で、中国で「没薬《もつやく》」と呼ばれる薬草に非常に類似したものです。没薬は漢方でも使われていて、日本でも漢方の薬局で売っているものです。グッグルも没薬も、長く使われてきていますが、リウマチにも老化性の変形性関節症にもとても役に立つということが実験的にも証明されています。いまでもインドで関節痛というと、みなすぐアーユルヴェーダの医者のところへ行くわけですが、そこで、いわばアーユルヴェーダの目玉商品として出されるのがこのグッグルです。

痛み止めの薬に頼らない

治療を行っているときの大事なポイントは、痛み止めの薬に頼らないことです。痛み止めの薬を飲むとたしかに一時的には痛みが抑えられますが、それで病気が治ったと勘違いする恐れがあります。ところが、本当の病理学的な変化は何もそこで治癒しているわけではありませんから、痛み止めの薬の量も増えていきますし、効果がなくなります。そのまま続けていると、気づかないまま体内には病理学的な変化が進み、変形が起こって、足がO形になるということさえありますから、できるだけ痛み止めの薬に頼らないことが大切です。

痛みを感じるということは体の異常を示しているのですから、その異常がなぜ起こったかをよく考えて、それを元から治すことが大事です。体が「注意しなさい」というために出している信号である痛みを抑えて、それを大脳が感じないように痛み止めの薬を飲むことは、上手な治療とはいえません。

さらにいえば、痛み止めの薬は胃腸にもよくありません。痛み止めを常用すると、胃潰瘍になるとか、あるいは出血するといった心配もありますから、もっと注意が必要なのです。

油マッサージをする

内服薬にも優れた薬がありますが、なぜ人が関節の痛みの治療にアーユルヴェーダ医のところにいくかというと、このほかに体表で行われる有効な治療があるからです。これは何かといいますと、アーユルヴェーダの中に出てくる有名な油マッサージです。

美容のために全身に油マッサージをすることは、日本ではけっこうはやっていますが、アーユルヴェーダでは、マッサージを行うことが関節の痛みを軽くし、筋肉を丈夫にし、骨の老化を遅らせる、軽くすると説明しています。毎日油マッサージをすることは予防にもなり、すでに痛みで悩んでいる人には治療にもなるわけです。

しかし、関節がほかの部位に比べて熱をもち、はれているような人には、油を塗ることはすすめられません。そういう場合は、油を塗るともっと痛みがひどくなります。そうではなく、はれていなくて、関節の温度も体のほかのところの温度と変わらない、ただ痛みを感じるだけという人には、関節だけではなく、関節を含めて両足に毎日マッサージをすることが有効な治療になります。

最近は、いろいろな貴重な薬草の入っているマッサージ用の油も市販されていますので、そういう油を使って、片足に五分ずつ、両足で一〇分ぐらいマッサージします。時間があればもっと長くやってもかまいませんが、少なくとも一〇分ぐらいやって、その後で気持ちのいいお湯、あるいはサウナを使って温める。マッサージと発汗療法をワンセットにした方法をやることは、関節の痛みにとても効果の高い治療になります。

薬草入りの油が手に入らない場合、薬草入りの油にベースとして入っているのはゴマ油ですから、ゴマ油だけを気持ちのいい温度に温めて、関節も含めて両足の筋肉に塗ってもいいのです。アーユルヴェーダの中には、油マッサージが毎日行われると、ヴァータを軽くし、老化を遅らせ、軽くするとはっきり説明してありますので、関節の痛みの人にはこれが有効な治療になります。

また、アーユルヴェーダ以外でも使われるハーブからとったエッセンシャル・オイルを油に混ぜるのもよいでしょう。特に樟脳、カンファーの油、ミントの油、そしてウィンターグリーンの油を混ぜたものが関節にはいいでしょう。これを外側から塗ると、関節の痛みから解放されるという効果があります。

ドライ・ヒートと発汗療法

　ところが、未消化物があまりにも多く、体が太っていて、関節に熱はないけれども少しはれが出ているといった場合は、油の使用はすすめられません。そういう場合は、ドライ・ヒート（乾燥した熱）、たとえば赤外線のランプやサウナのような熱を用いて関節や足を温めることがすすめられます。

　このように、人によってはただ発汗をする、人によってはまず油を塗って、その後で発汗療法を行うということになります。

　発汗療法は大事ですが、正しく使う必要があります。油を塗ってから発汗するとき、体を全部お風呂の中につけて温めることもあれば、サウナの部屋の中に入って温めることもあれば、ドームの中に寝て遠赤外線で体を温めるという方法もあれば、インドでは圧力がまの中に蒸気を発生させて、それを管に通して、その管からジェットのように出る蒸気で温めるという方法もありますが、自分の生活の中でやりやすい方法を行ってかまいません。

水泳をする

　関節に故障のある人には、関節をあまり動かすと強い痛みを感じたり、関節が鳴ったりするという症状がありますが、かといってあまり体を動かさないと、さらに消化力が落ちて、栄養素が体の中にちゃんと吸収されない、代謝が行われないという問題もあります。運動すると痛くなるが、運動しないと病気の回復によくないという矛盾が生じているとき、運動しても関節に負担をかけない運動が一つだけあります。それは何かといいますと、水泳です。これはいろいろな運動の中でもとても優れた運動です。

体全体が水に浮かんでいますから、体重が全然関節に響きません。関節に必要以上の力がかからず、運動しているときにも関節が痛みません。ところが、四肢を動かすことによって、関節を支えている筋肉は丈夫になっていきます。もし未消化物があり、体重があって、体重を減らしたいが、痛くて間接に負担はかけられないという人に対して、アーユルヴェーダがとても優れた運動としてすすめているのが水泳です。

また水泳は、熱が外へ出ないで内向きになるので、よけいな脂肪や未消化物を消化するためにはとてもいい治療になります。アーユルヴェーダの古典の中でも、水泳はいい運動として認められているのです。

水泳ができないときには、軽く歩くことがすすめられますが、ジョギングは関節に負担をかけますから、あまりすすめられません。ほかの運動も関節に負担をかけますから、よくありませんが、座ったままで器械の運動などをするのはいいでしょう。また、ヨーガのポーズの中に「木のポーズ」や「三角のポーズ」というのがあります。これは関節に力を与えるポーズですから、関節の痛みのある人にすすめられます。

2　骨粗しょう症

骨粗しょう症の原因

これまで骨粗しょう症は年配の人の病気だったのですが、驚くことに最近は若い人にも現れるようになってきました。特に日本では、ダイエットのために無理やり食事を制限した女性は、少し年を取ると骨粗しょう症による骨や関節の痛みを感じる、あるいは変形性関節症の症状が現れるということが報告されています。アーユルヴェーダがいうように、限られた食事、栄養のない食事が、骨という構成要素に悪い影響を与えるということが実際にわかっているわけです。ですから、ダイエットだけではなく偏食もこの病気の原因であることを忘れてはいけないでしょう。

「骨粗しょう症」は、アーユルヴェーダから見ますと、七種類の構成要素の中の五番目の骨組織の減少に対応しています。その減少には骨組織の前の構成要素の量が減少していることが原因となっています。アーユルヴェーダには、同じ質のものは増加の結果となり、質が異なるものは減っていくという考え方がありますので、骨組織が減少している、あるいは骨の中に異常がある、骨がぼろぼろになっている場合は、動物の骨が主に入っているような肉のスープ、あるいは動物の骨をゆでてダシをとった肉のスープなどを取ることをいちばんすすめます。これは、現代健康科学あるいは栄養学でいうと、骨粗しょう症はカルシウム不足のためで、治療にはカルシウムを取らなければならないということです。

寝る前に温かい牛乳を一杯飲む

アーユルヴェーダの考え方で骨粗しょう症の予防になる大事な習慣は、夜寝る前に温かい牛乳を一杯飲むことです。アーユルヴェーダでは、夕食を早く食べて、それが消化されてから、少なくとも三時間後に寝ることをすすめています。寝る前には胃の中のものがすべて腸に行ってしまうわけです。しかし、寝る前の温かい牛乳だけは、消化の負担にならず、また熟睡させる効果もあることから、アーユルヴェーダではすすめています。さらに、この習慣のある人は年を取ってもあまり骨粗しょう症にならないといわれていますから、骨粗しょう症の予防には、毎日寝る前の温かい一杯の牛乳の服用がとても大事です。

どこまで治るか

最後に一言注意しておきますと、関節や骨の痛みは、アーユルヴェーダから見ても老化の特徴ですので、本当に年を取って出てきた場合は、治すにはかなり努力する必要があります。ただし若いのに早く現れてきた場合は治療が考えられますし、まだそんなに年を取っていない、四〇代くらいの人に少し現れ始めた場合は、遅らせたり、軽くすることができます。

それはどういうことかというと、六〇を過ぎた年を取った人を一九歳の若い体に戻すことは、よほどの神秘的な治療をしない限りはできないように、六〇代、七〇代に入って変形性関節症や骨粗しょう症による痛みを感じた人を完全に健康にすることは、アーユルヴェーダの考え方から見ても、いま現在は、完全に治すような治療はないというのが現実です。

しかし、もしその人があと二〇年、あるいは一五年くらいの寿命に恵まれて生きるとすれば、そのまま置いておくとその痛みがひどくなって、日常生活もできなくて、寝たきりになってしまう恐れがありますから、そうならないように、何とか自分で生活ができるように、痛みがひどくならないような治療はできます。

つまり、自然に反してそれを完全に治そうということは、年を召した方の場合は不可能かもしれませんが、薬草の投与と食事や生活方法をきちんと守れば、変形性関節症や骨粗しょう症と一緒に、仲良く、楽に生きることができるのはたしかです。

第11章　子宮ガン・乳ガンとその治療法

治る病気と治らない病気

アーユルヴェーダの中に「アルブダ」という病気の名前が出ていて、これは腫瘍を示しています。「グランティ」という病名も出ていて、これは「結節」を意味します。節のように体の中にしこりあるいはかたまりが生じるということです。ガンにもいろいろな種類があるわけですが、アーユルヴェーダの医者は、今しばしば見られる、かたまりあるいは腫瘍を特徴とするガンという病気を、アルブダまたはグランティという病気として、治療を行っています。

アーユルヴェーダの考え方によると、病気には治る病気と治らない病気の二種類に分けられます。治る病気の中にも、簡単な治療で治る病気と、難しい治療で治る病気の二種類がありま す。難しい治療で治る病気とは、どういうことかといいますと、さまざまな処方を、きびしい食事制限、または生活法の制限とともに、長く続けなければならない治療法、そして長い時間がかかる、失敗したら後遺症を起こす——催吐法、催下法、浣腸法、瀉血法といった——浄化療法を必要とする病気のことです。古来の医学とはいえ、アーユルヴェーダの中には、さまざまな外科手術治療も説明されていますが、そういった手術療法で治るような病気も難しい治療法で治る病気の分類に入ります。

治らない病気の場合でも、治療しても無駄な病気と、ずっと治療を続けなければならない病気という細分類があります。ずっと治療を続けなければならない病気とは、わかりやすく現代医学的な例でいうと、インシュリン依存性糖尿病の患者はいつもインシュリン注射をしなければならない、あるいは腎臓病の人でいつも透析を受け続けなければならないといったことになるわけです。

ともかく、アーユルヴェーダの考えからすると、どんな病気でも治るわけではないのです。

腫瘍の場合も、治るものと治らないものがあることをアーユルヴェーダは認めています。腫瘍は、三つの生命エネルギーが悪くなって生じるのですが、発症してからかなり時間がたち、体力や消化力が落ちてひどくなっている段階になると、治療してもあまり助からないとしています。

ガンの場合も、どのガンでもどの段階のものでもアーユルヴェーダで治るというわけではありません。インドでも、いまあちこちでアーユルヴェーダの医者がガンを治したということを聞きます。けれども、医学的・統計学的に、たしかにこういうアーユルヴェーダの治療でこういうガンが治ったという報告は今まで全然されていません。アーユルヴェーダにとっても、ガンは難治の病気になっていることはたしかです。

しかし、ガンと診断されて、従来の化学療法を受けると、髪の毛が抜ける、熱が出る、苦しいといった副作用があることを身の周りで見ていて、自分はそういった治療を受けたくない。あるいは放射線の治療も、髪の毛が抜けるとか、しわが出るといったいろいろな副作用がありますから、そういう治療も受けたくない。手術も受けたくない。何とか生活を変えて、自然治癒力を活性化させることによって、自分で治していきたい。もし治らなかったら、それでいい。そういった考え方をもつ人がいま増えています。

現代医学の場合でも、すべての種類、あるいはすべての段階のガンが治るという保証はありませんから、何とか代替療法、あるいはホリスティック的な治療法、あるいは東洋医学の治療で自分のガンの問題に対応していきたいという方に対しては、もちろんアーユルヴェーダの中に役に立つ治療法がいくつかありますので、参考にしていただきたいと思います。

消化の力の乱れが一つの原因

アーユルヴェーダでは、ガンが生じるのは、体の中に構成要素を作る消化の力に乱れが生じて、質的に損なわれた、欠けているような構成要素が作られる。言い換えると異常な細胞が発生する。そして、それがたくさん発生して、それらがかたまりになって、さらに腫瘍の形になるのだ、といわれています。そういった腫瘍が定着して、乳房に腫瘍ができる、または子宮に腫瘍ができる。これがそれぞれ乳ガン、または子宮ガンといわれるわけです。このようにアーユルヴェーダでは、構成要素を作る消化の火が弱くなるということを一つの原因としているわけです。

アーユルヴェーダの考え方からいきますと、もちろんこれ以外の原因もあるわけです。どの病気でも、ふつうは人間はその病気にならなくてもすむはずなのです。にもかかわらず、なぜある病気になるか、総合的にすべての病気の原因を探っていくと、日常生活にまちがいがあり、そのまちがいをずっと続けていると、その結果として病気になるという考え方をしています。それを少し詳しく見ていきたいと思います。

人間は、生きている間、体に害になるような因子に絶えずさらされているわけですが、それに対して自然治癒力をもっています。呼吸するだけでも、よくない微生物や細菌が口の中に入ります。いくら周りを消毒して、きれいだと思っても、毎日食事を食べたり、あるいはものをさわったりするときは、知らない間に何種類かの病原体が体の中に入りますし、口に入れるものの中にもそういったものが入っています。そういうふうにいろいろな未知のルートから体の中に微生物が入っても、ふだん私たちはみんな自然の抵抗力をもっていますので、それによって全部処理されて、結果として病気にならないでいるわけです。

同じように、現代医学的にいうと、毎日生活することだけでガンになる原因が私たちの体の中に入ってくるのです。環境にある微量な放射線とか、あるいは薬として飲んだものの中の発ガン性物質が体の中に入る。または、食事として食べているものの中に、作るときに使った農薬や化学肥料に含まれていた発ガン性物質が残っているとか、あるいは最近は食料品を作る企業が盛んになって、さまざまなできあがった食べ物が市場に出回っていますが、その中に入っている化学物質のいくつかは発ガン性があるのです。そういったさまざまな物質が微量に体に入ってガンを引き起こすということがあるのです。

もちろん、こういった外の原因でガンになることがたしかにわかれば、日本のような優れている国では行政が禁じて、問題が起きないようにしています。けれども、おもしろいことに、それが悪いということがはっきりわかるまでは、何人かがそれを食べて、体の中に入ってガンになるわけです。そして、その後でそれを使用してはいけないという法律ができます。けれども、また新しく何か紹介されたものの中にガンを作る原因があり、それがいけないということがわかったとき、それも禁じられて、使えなくなるのです。そういうふうに私たちの文化は絶えずどこかで、たとえば食事や薬といったかたちで、あるいは環境のほうからガンになるような刺激物を体の中に送り込んでいるわけです。

抵抗力・治癒力

けれども、百パーセントの人がガンになるわけではありません。なぜならないかというと、現代医学が詳しく研究したところ、人間の体には毎日のようにガンになるような因子が入ってきても、それを発生させないように体を守る「治癒力」があるということが認められたのです。それは、アーユルヴェーダには「抵抗力」という言葉で記されています。ガンになる人は、十五年も二十年もかかって、そういった因子と体の治癒力・抵抗力との戦いが続いていて、外からのガン発生の因子が強すぎて、結局、体の抵抗力が負けたところで初めて異常な細胞ができる。そして、わずかのあいだにその数が増えて、やがて一つのしこりになり、体の正常な機能の妨げになって、そこで症状を生み出して、結局ガンになるといわれています。

つまり、健康を崩すような生活がガンに関係しているということです。どの種類のガンにもいえることですが、とくに乳ガンと子宮ガンにはいえることです。生活のまちがいによって体の抵抗力が弱くなっていることと、外からのガン発生因子の取りすぎという、二つのことが関係しています。

さらに、ストレスはさまざまな病気の原因になるといわれていますが、否定的な感情を持っている、感情を抑えている、心配をしているなどのことは、特にガンの原因にもなるわけです。もちろんこれは現代科学でも指摘されていますが、インド思想では、感情の中でも特に嫉妬をする人、他人の幸せを見ていられない人がガンになる恐れが高いといわれていますから、他人の幸せを見て嫉妬しないような心をもつことも非常に大事です。

さらに考えると、人間には自我というものがあります。自分のエゴというか、自分の存在というものがあり、その存在はいつも強く守られているわけです。その存在を守っているサヤに穴ができて、そこに外の、自分ではないもののエネルギーが入ってきて、それが育ってくるのがガンだと見ることができます。つまり、意思が弱くなる、精神力が弱いということもガンの発生に関係しているのです。ですから、自分の存在を大事にする、それをありのまま認める、それを丈夫にしていくということが大切な治療になるわけです。

生まれ変わり・カルマとガンの受けとめ方

アーユルヴェーダのもう一つの考え方を紹介しますと、アーユルヴェーダでは「生まれ変わり」を認めます。人間は体と精神でできていますが、体と精神以外にさらに、私たちの存在にはアートマン（真我）が関係しています。英語では「ソウル」といい、簡単な日本語では「魂」ともいいます。このアートマンが永遠の旅を続けているわけですが、この人生はその旅の間のほんの一瞬にすぎない、とインド思想、アーユルヴェーダは考えています。アートマンの長い旅から見ると、一つの寿命というのはそれほど大きなものではなく、一瞬で終わるもののだというのです。

このアートマンが各人生の中でいろいろな行動をするわけですが、その行動を全部まとめてひと言で「業《ごう》」といいます。日本語では業とは悪い行動だけを示すものになっていますが、インド思想では、悪いかよいかは関係なく、行った行動、そしてその行動によって現れる結果をまとめて「カルマ」といいます。

治らない病気、説明のつかない病気が現れた場合、なぜこの人にこの病気が現れたかということを、その人の食生活とか、気候とか、土地の質といった背景から説明できない場合は、アーユルヴェーダではそういう病気はカルマによって現れた病気だという説明をしています。もし万一ガンになってしまったときは、こうした考え方も念頭に置いておくといいと思います。

生まれ変わりとか前世のカルマというものが実際にあるかどうかを疑っている人は、それがあるかどうかを最終的に信じなくても、一時的にでも認めると非常に便利なことがあります。それは、現れたものは必ず以前何かをやったことの結果として出ているのだ考えられると、それを素直に受け取り、それを生かすことによって、これからの自分の魂の旅をよくすることができるからです。言い換えると、他の人に借金があって、それを返すというかたちで、今この病気が現れているのだから、不当なことではないと受け止められるということです。

そして、生まれ変わりを信じると、もしこの寿命が終わっても、次の人生ではもっといい生き方ができるのではないかという希望が持てます。

そういうふうに、生まれ変わりやカルマを信じると、いろいろな意味で積極的に物事を見て、それに対決していくためには実際に役に立つと思います。

もちろん私本人は、インド思想を学び、人生について考え、いろいろ霊的な修行をやって、ふつうの人間にできない経験をし、それを文章に残した先人の教えをもとに、きっと人間は生まれ変われる、カルマは結果をもたらす、そして、私たちはみんな、よいカルマであれ悪いカルマであれ、結果を味わっていかなければならないということを強く信じています。信じるか信じないかは、もちろんみなさん次第ですが、こういう考え方をもつと、私たちの生き方が変わってくるのではないかと思います。

弱い部分に発生する

話を戻しましょう。ガンの原因ですが、それが体に入って、なぜ乳ガンになるのか、なぜ子宮ガンになるのかというと、アーユルヴェーダでは、一つ原因が入って、それがガンの発生プロセスを引き起こす場合、体のいちばん弱いところに現れるといっています。生まれたときからその組織や部位が弱いか、その後の生活で傷めて、それで弱くなったところにガンが発生するわけです。その弱い部位が、女性の場合、乳房、あるいは子宮であった場合、そこにガンが現れると説明できるわけです。

特に最近いわれているのは、乳ガンは、長く結婚しないで独身生活をしている女性に多いということです。修道女のような女性も結婚しないで独身生活をしますが、そういった女性や、西洋的・現代的な生活をしながら、その上で長く独身でいる人も乳ガンになる確率が高いという報告があるのです。また、結婚して子どもを産んでも、美容のためや仕事で忙しいということで、他の栄養を子どもに与えて、母乳を飲ませなかった人は乳ガンの発生率が高いといわれています。これは、一つ大事なポイントです。

子宮ガンは、もちろん特別子宮を弱くするような仕事や姿勢があった場合にも起こりますし、自分でも気がつかないところで子宮を傷めるような食事や生活習慣をしている、あるいは生まれたときから弱いなど、いくつかの原因があって発生すると考えられます。

精神的な治療

そして、治療ですが、先ほど申し上げたように、インドで治療して完全に治ったという例は、個人的にはいくつかあるかもしれませんが、統計学的には証明されていません。しかし、従来の現代医学の治療を受けたくない人、または従来の医学ではもうお手上げで、これ以上治療してもむだだ、あと二カ月、三カ月と予後を宣告された人が、退院して家へ帰ってきてからアーユルヴェーダの治療を受け、症状が軽くなって、元気よく、気持ちよくさらに二、三年生きたという例はいくつもありますから、アーユルヴェーダの治療法を試してみる価値は十分あると思います。

最近有名になっている精神神経免疫学の考え方からいきますと、精神の状態が中枢神経、大脳に影響を与えて、そこから免疫力に影響が与えられ、免疫力が強くなって、むずかしい病気が奇跡的に治ることがあるのです。そういう症例は、世界中のあちこちで科学者たちによって記録されています。

ですから、治らないとされたガンでも、たくさんの人がガンで死んではいますが、特別なケースとしては、それが治って、完全に生き延びるという例もまたたくさんあるのです。アーユルヴェーダ、インド思想も、それをはっきり認めています。ですから、治療をやってみる価値はあるわけです。治らないとか、あるいはむずかしい、治療してもむだだといわれても、希望を失わないで、治療に努めるべきだと思います。

人生の考え方を変えて、積極的な感情をもって、楽しく生きていくと、それで治るケースがあります。そして、すくなくとも進行を遅らせるということもあります。これは「生きがい療法」といい、日本でもやっている病院があります。

治療の場合、もちろん次にお話しするような薬草を飲むこともすすめられるわけですが、それ以上に精神的な療法、ライフスタイルの見直しが何よりも大切です。

発ガン作用を抑えるハーブ

発ガン作用を抑える機能のあるハーブとして今認められているのが、一つはサフラン、もう一つはターメリックです。ターメリックは日本ではウコンといい、春ウコン、秋ウコンのどちらもそういう効能があることが認められています。また、サフランもガン発生機能を抑えることが証明されています。

インド人はカレーを作るときに赤トウガラシをかなり使います。それは食欲を刺激するためなのですが、痛みを治すという効果もあります。さらに、実は赤トウガラシには発ガン作用があることが認められているのです。しかし、伝統的にカレーを食べる人はみんなガンにかかっているわけではありません。そこでよく考えて見ますと、インド料理には、赤トウガラシが入ると、必ず一緒にターメリック（ウコン）も入ります。ウコンを動物に食べさせて、そして、食べていない群と比べてみると、食べさせた動物には八割ぐらいガンが少なかったということが報告されています。同じようにサフランを食べさせた動物の場合も、発ガン物質を投与してもガンが発生しないということが報告されています。そのようにガンが発生することを抑える機能がターメリックやサフランにあることはまちがいなく、最近、科学的にも証明されましたから、治療の場合もこれが使えるわけです。

抵抗力を強める食べ物

これ以外にも体の抵抗力を強めるようなものは、たとえば漢方薬の朝鮮ニンジン、あるいはアーユルヴェーダの中のたくさんの薬草があります。日本ではちょっと手に入りにくいものもあるかと思いますが、朝鮮ニンジンに似た作用をもって体のエネルギーを活発にし、抵抗力を強めるような薬草（アシュワガンダー）があります。こういったものを飲むことがすすめられるわけです。また、鉱物薬の中にもしこりをなくすような働きをするものがあります。これらは、資格と治療した経験のある医者の処方をもとに飲むことがすすめられるます。

食事の中で苦いものを取ることが抵抗力を強めるということもいわれていて、ガンの人は毎日少しは苦いものを取ることもまたすすめられるわけです。日本で取れる苦いものに、ニガウリというものもあります。インドのハーブの中には「ニーム」という薬草があり、肝臓の機能をよくするものとして有名です。肝臓の機能は構成要素を作る消化力を整える役割をします。そして、それによってガンが進まない。そして、抵抗力を強めていくと、すでにできているしこりでもだんだん小さくなってくるということがいわれますので、ニームにターメリックを入れたお茶を飲むことが治療としてすすめられるわけです。

あとは、毎日の生活の中で、消化に負担がかかるようなものは食べないで、食事の量を少し減らして、しっかり生活方法を正して、一つでも健康的な習慣を毎日続けていくことが大事です。何か一つ新しい治療法を取り入れる。考え方を変える。そして、この病気を治すという確信をもって、ハーブの服用、正しい生活法、そして落ち着いた心をもつということをやっていくと、たしかに治ることが考えられます。

治療の動機

けれども、これらをやる動機ですが、死が怖いという動機はいけません。そういう恐怖感をもってやる人は、どうも心の底には、その病気が怖い、自分はいつ死ぬかという否定的な感情がありますので、それはいけません。潜在意識でも積極的な考え方をもって、そして、死を恐れない。人間にはさまざまな可能性があります。いくら治らない病気でも、潜在力からそういう力が出てくると治った人もいます。そして、自分も治せるという確信をもって闘病していくと、あまり悩まないで治療できると考えられるわけです。そういう場合は、今現れた病気は自分のカルマを消費するために出てきたという考え方をしっかりもてば、苦しみでもそれを冷静に受け止めることができるわけです。

ヨーガの呼吸法と瞑想法

こういう治療以外にスピリチュアルな治療としては、ヨーガにおける呼吸法がすすめられます。腹式呼吸をしたり、あるいは右と左の鼻孔からゆっくり深呼吸して、吸って吐いてということも、体の中の気の流れ、あるいはプラーナの流れを整えますから、それが治療として認められるわけです。

そして、ヨーガの中でも、マントラを使った瞑想をすることも非常に役に立ちます。瞑想をして、体がとても落ち着いた領域に入れば、そのとき、ストレス反応とは正反対の、体を元気にするような、癒すような「リラックス反応」が起こります。そういうふうに瞑想によって体の中の環境が変わることが科学的にも証明されていますから、毎日毎日朝晩瞑想していくと、体の中の自然治癒力が回復して、治らないとされた腫瘍でも、強い抵抗力によって次第に治っていくことは可能なのではないかと思います。

イメージ療法（サイモントン療法）

その他、日本でもイメージ療法をやって、ガンのしこりを完全になくした人もいるようです。目を閉じて自分の中のガンを見つめて、それから自分の体内の抵抗力を担っている白血球がとても強くなって、ガンのしこりをどんどんなくしていくというイメージを毎日毎日朝晩イメージしていると、それで実際にしこりがなくなった例が報告されています。

まとめ

日本では子宮ガンと診断されても、手術を受けたくないといって、ライフスタイルを変えて、十年、二十年以上生き延びた人もいます。

乳ガンの場合も、それを切断するかしないかは本人の考え方なのですが、したとしても、あとでライフスタイルや考え方を治せば、再発しないで元気な生活ができるわけです。ライフスタイルや考え方を変えず、霊的な治療も行わなかった場合は、一回切断しても、何年か後に再発したり、最初は転移していないと思ったのが、別の臓器にガンが転移し、結局寿命が終わるという恐れがあります。

ですから、従来の手術や、化学療法や、放射線療法以外に、アーユルヴェーダがいっているような薬草の投与、食事の制限、そして、瞑想や呼吸法、それ以上にスピリチュアルな療法、これらをやってみる価値はあるわけです。

そうすると、ほかの人の場合は治らなくても、一人、個人のケースを取ってみた場合は、治る可能性は十分あるわけです。世の中にはいろいろな方法によって、ガンが完全に治ったという患者さんはたぶんどの国にも何人かいらっしゃるかと思いますから、私たちも統計にはとらわれないで、自分一人の問題としてやってみせるという確信で、死を恐れないで治療に励むことが大きな効果をもたらすでしょう。

付録　鼻の健康法とオイル・マッサージ

1　鼻の健康法

仰向けに寝て、鼻の穴が天井に向くくらい首をそらせ、各鼻孔に二滴ずつギーを入れます。そして片方の鼻孔を指で軽く押さえて、もう一方の鼻孔からゆっくり空気を吸い込みます。このことによって鼻のなかに落ちたギーが奥までゆっくり広がるようになります。一〜二分仰向けに寝たままにします。のどに痰や唾液がつまったら呑み込まないで吐き出し、五〜一〇分くらい経過したら、うがいをして口内をきれいにします。

慣れてくると自分でスポイトで二滴ずつギーを落とすことができますが、最初のうちは他人に頼んで入れてもらうほうがいいかもしれません。

スポイトを毎日使う場合、清潔さには十分注意を払う必要があります。ギーの上に埃がすぐ吸着しますので、アーユルヴェーダでは自分の人差し指の先端を少しギーに浸して、その指先から二滴のギーが鼻孔に落ちるようにするやり方をすすめています。指をよく洗って清潔にすることを忘れてはいけません。スポイトを使うとき、ギーがちょうど鼻孔に落ちるようにするのは、特に仰向けに寝た状態では練習がいりますが、自分の指先の場合はそれほど難しくありません。

一日二回、鼻にギーを滴下するようにすすめられています。滴下する時間はいろいろです。朝起きた後、大便を排泄した後、歯磨きした後、食事した後、外出する前など、鼻薬を滴下する時刻を適当に選びます。毎日同じ時間に行う習慣にしたほうが、忘れなくていいと思います。鼻にギーを滴下するわけですが、その効果は鼻だけではなくて目と耳の健康にもよい影響があります。また、若白髪を予防するためにも役立つといわれています。顔貌にも影響します。顔の血管・筋肉・神経の働きをよくします。

さまざまなタイプの頭痛に使えますが、特に偏頭痛に効果的です。

2　オイル・マッサージ

三〇〇〇年以上の歴史をもつ生命学アーユルヴェーダには、マッサージについても詳しく記載されています。アーユルヴェーダのマッサージの大きな二つの特徴は、油を使うこととマッサージが終わった後必ず体を温めることです。マッサージという言葉は日本では誰でも知っていますが、アーユルヴェーダが処方するのは、必ずオイルを使い、終わった後で体を温めて、軽く汗をかくことが含まれる特別の方法です。専門用語では「アビャンガ」といいます。これは特定の病気の治療としてだけでなく、日課としても行うことをおすすめします。

アビャンガはトリ・ドーシャ説に基づく治療法で、一見、油を用いる他のマッサージ法と違いはないように見えますが、アビャンガの基礎理論を学べば、人間の生理学および病理学に基づいた完璧な全身療法だということがわかるでしょう。アビャンガは、いつでも、誰にでも実施していいというものではなく、体質・体調・病状・季節・時刻などを考慮した適・不適を総合的に理路整然と説明しています。ただ単に、古代から慣習的に行われてきて、長年の経験で効果が実証されているというだけではないのです。

マッサージ・オイル

何か必ず薬用効果をもつ物質を用いるのが、アーユルヴェーダ式マッサージ法の特徴です。体質・体調・季節などに適した多種類の薬草を入れた、規定どおりの製薬法で調合した薬用油を用いるよう古典では指示されています。しかし、そのとおりに調合できない場合は、ゴマ油のみを使用することもすすめられています。アビャンガにもっとも適していて、効き目の高いものはゴマ油です。その場合、新鮮なゴマをしぼって採取した純粋のゴマ油がすすめられます。

日本では料理用のゴマ油は広く市販されていますが、体に塗るためには添加物が一切入っていない純粋なゴマ油を選んで下さい。日本ではゴマを煎ってから油を採るのが一般的ですが、煎らないで採取した輸入品も一部で市販されています。なお、白ゴマと黒ゴマの二種類ありますが、どちらもオイル・マッサージに使えます。

マッサージに使うときは、ゴマ油を一度一〇〇度を超えるまで熱し、自然に冷めるまで待って、清潔な容器に保存しておきます。熱処理することによって皮膚からの吸収がよくなり、組織内での消化が促されるとアーユルヴェーダに説明されています。

ゴマ油以外には、ココナッツ・オイル、マスタード・オイルもあげられています。病気の治療には動物性脂肪も使われます。オリーブ・オイル、アーモンド・オイル、ピーナッツ・オイル、ヒマシ油、ベニバナ油などもマッサージ用として使ってかまいません。

マッサージの方法

自分でするオイル・マッサージには、特別の訓練や技術は必要ありません。簡単にいえば、体全体にまんべんなく油を塗り、手のひらを使って気持ちよく感じる程度の強さでマッサージすれば十分です。古典ではやり方を説明していませんが、一般的には次のことがいえます。

（a）最初は、ぬるい油を小サジ二杯程度（約一〇CC）を頭頂部の皮膚に塗り、ゆっくりさすります。油を頭に塗るとき、手のひらを主に使いますが、ときに指先を使うこともあります。

（b）次に、手のひらに適量（小サジ一、二杯）の油を取り、両耳に油を塗り指先で気持ちよくもみほぐします。本来は外耳道に三〜五滴ずつ油を入れます。鼓膜や中耳に異常のある人は、医者の指導なしで外耳道に油を入れることはよくありませんが、健康な人は毎日外耳道に油を入れると聴力が死ぬまでよく保たれるといわれています。

外耳道に油を入れた場合は、三〇〜六〇分後に綿棒でゆっくり油を拭きとってきれいにして、耳のなかの清潔さをまもる必要があります。外耳道に油を入れない場合でも、耳を外からゆっくりマッサージすることは必要だといわれています。耳はヴァータ・ドーシャと関係する器官だからです。耳を外から刺激することは脳の働きをよくするということも最近いわれています。

（c）頭と耳の次は、足を油でマッサージすることがすすめられます。足首より下の部分と足の裏全体に、指の間も残さないように、両手を使ってよくもむことが大事です。このマッサージのためには、手のひらと指を適当に使います。小さじ二〜四杯（一〇〜二〇CC）くらいの量で十分ですが、油の量にこだわらず足全体に塗ることが大事です。油が滴り落ちるほどに使う必要はありません。オイル・マッサージでもっとも大事なのは、頭・耳・足の三カ所を気持ちよくマッサージすることです。

（d）頭・耳・足がすんだら、それ以外の全身にも油を適当に塗って、気持ちよくさすります。顔・首・四肢・胸・腹・背中・尻の順に全身まんべんなく油を塗っていきます。背中は手が届かなければ塗らなくてもかまいませんが、工夫次第で塗ることができます。手の甲を使うとやりやすくなるでしょう。腹部は手のひらで円を描きながらさすり、胸と背中は真っ直ぐ動かしながらマッサージします。四肢にマッサージする時は手のひらを真っ直ぐ動かし、肩・肘・手首・股関節・膝・足首の関節部は手のひらで円を描くように動かすのがよいでしょう。疲れている人は四肢を気持ちよくもむことも効果的です。なお、外性器にオイル・マッサージを行うことも禁じられているわけではありません。

本格的なアビャンガとしては、頭・耳・足も含め全身にオイル・マッサージを行います。その場合は、頭と耳のマッサージの後、すぐには足に移らず、顔・首・胴・四肢を先にして、最後に足をしてもかまいません。もし忙しくて全身のマッサージができないようなら、頭・耳・足だけでもやるべきです。また、もう少し余裕のある人は頭・耳・足には毎日して、後は疲れた所だけにしてもいいでしょう。あるいは最初の日に上肢、次の日に胴、その次の日に下肢、また再び上肢というように、順番に部分的なマッサージを頭・耳・足のマッサージに加えてすることも、忙しい毎日を送る人のための現実的な実践法としてすすめられます。

排便して体を軽く感じているときにオイル・マッサージをするのがよいやり方です。食事の直後や「おなかがまだ重たい」と感じているとき、オイル・マッサージをするのは健康によくありません。どちらかというと消化が終わり、「おなかが軽い」ときにオイル・マッサージを行うのが理想的です。

マッサージの後処置

マッサージが終わった後は、全身を温める必要があります。頭・顔はぬるま湯で少し温めるだけにし、首から下は気持ちのよい温度の湯につかってしばらく温めることが重要です。五～一〇分して軽く汗をかくまで、体を温めて下さい。シャワーやサウナを利用してもかまいません。

アーユルヴェーダの理論によると、油をすり込むことによって組織内の老廃物を遊離させるわけですが、それを体外へ排泄させるために発汗を誘発する必要があるのです。組織老廃物の排泄は直接汗を通して行われるだけではなく、尿と大便からも排泄されます。身体各部からの排泄を促すために、後処理として必ず発汗させることがアーユルヴェーダ式オイル・マッサージのユニークな点です。

汗が出始めたら体を温めるのはやめて、皮膚の表面の油をタオルで拭きとります。皮膚についている油は石けんやボディ・シャンプーで全部は落とさず、余分な油だけをとります。そのためにはマメの粉や米ぬかで体を洗ったり、あるいは軽く洗い流すだけにします。マッサージと発汗のすぐ後、体を冷やしてはいけません。ですから、冷たい飲料やクーラーや冷たい風も禁じられています。朝、オイル・マッサージの時は布で拭きとるだけにして、夜の沐浴の時にしっかり洗うようにしてもかまいません。

組織内老廃物を浄化するためには、まず油を皮膚にすり込み、その後で体を温めるという順番もとても大事です。最初に発汗させて、その後で皮膚に油を塗ると、組織内老廃物の排泄は行われず、乾燥している皮膚に潤いや油分を与える役割しか果たしません。最初にオイル・マッサージ、次に発汗という順番を守ると、皮膚の質を高め、潤いを与えるだけではなく、老化防止というもっとも大事な効果も得られます。

実施時刻と所要時間

オイル・マッサージを行う時刻は、朝がすすめられます。排便し、歯磨き、洗顔をしてからオイル・マッサージをして体を洗って一日を迎えるのが、健康増進のためにもっとも効果的ですし、爽快感を得られます。

早朝に時間が取れない人は、何時にしてもかまいません。朝外出しない人は一〇時過ぎにすることにしてもいいでしょう。また、昼の食事が早く消化されておなかが軽くなったら、午後の四時か五時ごろすることも可能です。仕事へ出かけて夕方帰る人は夕食前か夕食が消化されてから、風呂の前にオイル・マッサージをすることも可能です。

所要時間は、油を塗ってから五分間気持ちよくマッサージすれば、素晴らしい効果が得られます。アーユルヴェーダの説明からいうと、皮膚に塗った油が適当なマッサージによって五分以内に深く浸透するわけです。特にゴマ油は浸透性が高く、微細な所まで広がって働く作用があります。

忙しい人は五分以内で終らせて体を温めても別に困ることはありません。オイルマッサージの効果を強く期待する人は三〇分くらいかけてゆっくり体をもみほぐします。時間的ゆとりはないが自分の健康管理は大事にしたいという人は、理想として五〜一〇分間マッサージをして、五分ほど時間をおいてから、一〇分くらいかけて体をゆっくり温めることがすすめられます。油を塗ってから一五分か三〇分待つことをすすめる人もいます。特に子供の場合はそういうやり方をする人がいます。油を塗ってから洗う前に三〇分ほど時間をおいた場合なら、後で油をよく洗ってもかまいません。二、三分だけマッサージしてすぐ体を洗う人の場合は、油を完全に落とさないで少し残し、翌日かその日の夜に皮膚をきれいに洗うといいでしょう。頭・耳・足に加えて、部分的に今日は上肢、明日は胴、明後日は下肢といったやり方をする人は、数日やると、それぞれのペースが決まるでしょう。頭に油を塗って、よい効果を得たい人は、頭だけに数時間前に油を塗っておくのもよい方法です。

マッサージの所要時間について結論をいうと、五〜一〇分が理想的ですが、時間は短くなっても長くなっても一切副作用はありません。全然やらないよりは、数分でも毎日するといいのです。

特にヴァータが優勢な人、つまり生活活動が素早くてやせ細っていて、体のあちこちに痛みや硬さを感じる人、そして疲れ気味の人は、毎日いくら忙しくてもオイル・マッサージを行うようにすれば、数日の間にとてもいい効果がみられます。長い間この習慣を続けると老化防止と他の病気の予防にも役立ち、自分でもびっくりするほどよい結果が得られます。ヴァータ体質にはもちろん欠かせませんし、他の体質の人も、毎日オイル・マッサージをやることが強くすすめられています。

毎日が無理であれば、一日おきあるいは週に三回か二回、それもできなかったら週に一回でも何とか時間を取ってやってみるべきです。自分に合う規則を作ってやっていくのが生理的にもいい効果をもちますが、まったくやらないよりは不規則にでもやってみたほうがいいと思います。数回やってみてその効果を実感し、毎日熱心にやるようになる人もたくさんいます。

季節によってオイル・マッサージの頻度を多少変える人もいます。真夏の二カ月ほどは不定期に軽く行い、冬は毎日行い、春と秋は一日おきにしたり、梅雨や台風シーズンには（六月と九月）毎日するといった具合に、季節によって頻度を変えてもかまいません。しかしアーユルヴェーダの本来の教えでは、どの季節でも毎日マッサージをやるようにいっています。また、夏はココナッツ・オイル、オリーブ・オイルを使い、雨が降る日にはヒマシ油やベニバナ油を使い、寒い時にはゴマ油やマスタード・オイルを使うといったやり方も考えられます。どちらにしても、薬草が入っている油を使うのがもっとも効果的です。

オイル・マッサージが適している場合、適していない場合

ヴァータ・ドーシャの働きが優勢な人には、アビャンガは欠かせない日課の一つです。一般的に高齢になるとヴァータが優勢になるので、オイル・マッサージはいろいろな意味で健康増進に効果的な療法となります。特に体に疲れを感じたとき、筋肉の使いすぎで随所に痛みや硬直を感じたとき、よく眠れないとき、ヴァータの影響で便秘しているときなどはオイル・マッサージが適しています。

熱があるときや炎症反応が起こっているとき、消化不良のため倦怠感を感じているときは、アビャンガを休む必要があります。熱が完全に下がって体力が元にもどったことを感じてから再開するよう指示されています。炎症反応のある人は完全に治るまで待つ必要があります。消化不良の人は消化機能が回復し、食欲を正常に感じ始めてから再びアビャンガを始めます。

作用のメカニズムと効能

アビャンガをすると、老化を遅らせる、疲れを取る、ヴァータ・ドーシャを緩和する、視力をよくする、容貌を美しくする、皮膚の質を高める、熟睡できるようになる、体全体を丈夫にする、などの効果が得られます。

人間の健康はヴァータ、ピッタ、カファの三つのドーシャのバランスによって維持されているのですが、その三つのドーシャの中でもヴァータがもっとも重要です。したがってヴァータのバランスを守ることに重点がおかれているのです。ヴァータは他のドーシャ、つまりピッタとカファを運ぶ力のあるドーシャですから、ヴァータをコントロールすることは、長寿と病気の予防に密接に関係するわけです。アビャンガをすることによって、ヴァータを上手にコントロールできるようになるのです。

アビャンガのメカニズムをさらに詳しく説明すると、老廃物の排泄が促進され、代謝が活発になり、質のよい組織細胞の再生が促進されます。その結果、老化の遅延、皮膚が輝きを増す、顔貌がよくなる、体力が増すといった効果が見られるわけです。足の裏をオイルマッサージすると目に影響を及ぼし、その結果、視力がよくなります。また、足の裏のマッサージは熟睡を促します。筋肉を使いすぎると、ヴァータが増加して痛みや疲れを感じるわけですが、オイルマッサージに続いて体を温めることによって、ヴァータが緩和されるので、疲れが取れ、体に活力がみなぎります。筋肉が毎日のアビャンガによって丈夫になり、全身的にも髄力が増すので、アビャンガを日課にしている人は、日常生活で肉体的苦痛をあまり感じないようになります。

頭に油を塗ることで髪の毛が黒く健康的になるだけではなくて、視力・聴力もよくなります。美容の効果と感覚器官の働きをよくするといった二つの効果が得られます。

国によって気候風土・社会構造・文化的背景による習慣の違いがありますから、油を体に塗ったり、耳や鼻に滴下することに抵抗を感じる人もいると思います。しかし、明治時代に気候風土の異なるドイツの医学を導入したことに比べれば、同じ東洋のアーユルヴェーダははるかに受け入れやすいのではないでしょうか。しかも、実は仏教を通じてその多くがすでに日本に紹介され、定着しているのです。

たしかに油を肌に塗ることは日本古来の習慣にはありませんが、健康によい影響を与えるものですから、しばらく試しに実際に体験してみてはいかがでしょう。油を塗ると皮膚がべとついて気持ちが悪いと思い込んでいて、尻込みする人がいるかもしれませんが、実際にしてみると思いすごしだったことがわかります。

あとがき

東洋伝承医学研究所を創って私に活動の場を与えてくださった東洋伝承医学研究所の所長、ハタイクリニック院長であり東邦大学名誉教授の幡井勉先生に心から感謝いたします。

また、より多くの日本人にアーユルヴェーダを含むヴェーダ科学を紹介し続け、この本の制作にあたってとくに精神面で私を支えてくださった、東洋伝承医学研究所副所長でカリフォルニア州立大学客員教授の青山圭秀先生、ならびにこの本の原稿を読んで現代医学の医師及びアーユルヴェーダの専門家の立場からさまざまなアドバイスをいただいた、北里研究所ＢＩセンター医学管理室室長、東洋伝承医学研究所主任講師の上馬場和夫先生に心から御礼申し上げます。

さらに、長年にわたり私の活動を応援してくださっているヨーガ専門家の西川眞知子先生とアーユルヴェーディックアロマセラピー研究家の高橋佳璃奈先生のお二人。私が行っているアーユルヴェーダの教育、講演およびその他の活動をあらゆる面で支えてきた東洋伝承医学研究所のスタッフである加藤幸雄先生、松永恵理子さん、岩越裕子さん、後藤桂子さん、宮崎恵子さん、そのほか東洋伝承医学研究所のセミナーを手伝ってくださっている大勢のみなさんに、心より感謝申し上げます。

そして、一九六九年から日本でアーユルヴェーダの研究を行ってきたアーユルヴェーダ研究会の難波恒雄現理事長を初め会員のみなさんにも感謝申し上げます。

最後に、この本の原稿を作ってくださった春秋社編集部顧問の岡野守也様、本当にありがとうございました。

私は、大勢の人々の祝福、応援、支えを得てここまできたわけですが、多くの皆様に、そしてこの本の制作を直接あるいは間接的に手伝ってくださった一人一人にこの場をお借りして謝辞を申し上げたいと思います。ありがとうございました。

クリシュナ・ウパディヤヤ・カリンジエ

＊この本の内容に関しては、ＮＰＯ法人日本アーユルヴェーダ研究所（日本アーユルヴェーダ・スクール）TEL 03-3662-1384、email : info@ayv-school.com までお問い合わせください。ＮＰＯ法人日本アーユルヴェーダ研究所では、アーユルヴェーダの計七五〇時間に及ぶ教育講座や、特別セミナー、シンポジウムなど、アーユルヴェーダの教育・研究・普及活動を行っております。

◇著者紹介
クリシュナ・ウパディヤヤ・カリンジェ　Krishna Upadhyaya Karinje
1956 年、インド・カルナータカ州 Udupi 市近郊に生まれる。
1976 年、マイソール大学アーユルヴェーダ（AYURVEDA）医学士課程修了。
1980 年、グジャラート・アーユルヴェーダ大学大学院博士課程修了。
1991 年、岡山大学医学部にて医学博士号取得。

1980 年、マンガロール大学ウドゥピアーユルヴェーダ・カレッジでパンチャカルマ療法の応用研究と教育に 5 年余従事。
1994 年より東洋伝承医学研究所にて、日本でのアーユルヴェーダ教育を開始。
2001 年、日本アーユルヴェーダ・スクール校長に就任。
2009 年、ＮＰＯ法人日本アーユルヴェーダ研究所　副理事に就任。
以降、日本を中心に、インドのアーユルヴェーダ大学、欧米諸国のアーユルヴェーダ機関にて講義を続けている。
著書『アーユルヴェーダ健康法』（春秋社）、『古典から学ぶアーユルヴェーダ――幸福な人生のために』（東方出版）ほか。

女性のためのアーユルヴェーダ

1998 年 1 月 20 日　初　版第 1 刷発行
2024 年 11 月 20 日　新装版第 1 刷発行

著者　クリシュナ・ウパディヤヤ・カリンジェ
発行者　小林公二
発行所　株式会社 春秋社
〒 101-0021 東京都千代田区外神田 2-18-6
電話　03-3255-9611（営業）　03-3255-9614（編集）
振替　00180-6-24861
https://www.shunjusha.co.jp/
装丁　鎌内　文
印刷・製本　萩原印刷株式会社

ISBN978-4-393-71418-8
定価はカバー等に表示してあります。